¡Sí, sí, sí!

Una guía completa del placer sexual

Jenny Wood

Grupo Editorial Tomo, S. A. de C. V.,
Nicolás San Juan 1043,
03100, México, D. F.

Contenido

Prefacio 5

1. La propuesta científica 7
2. Descubre tu potencial para el placer 19
3. Tu mes orgásmico 31
4. Sólo para principiantes 49
5. Entra a la zona 65
6. Tomen sus posiciones 83
7. Orgasmos HTM 103
8. Déjame ser tu fantasía 119
9. El ejercicio para lograr el orgasmo 131
10. Fingiendo 143
11. Cuando el sexo lastima 157
12. Primero la seguridad 177
13. Profesionales del orgasmo 195
14. ¿Cuál es el coeficiente intelectual del orgasmo?.. 211

Reconocimientos de la autora 223

1a. edición, septiembre 2010.

© *Yes! Yes! Yes!*
The Comapny Guide to Sexual Pleasure
Jenny Wood
Primero publicado en 2007
por Michael O'Mara Books Limited.
9 Lion Yard, Tremadoc Road, Londres SW4 7NQ.
Copyright © National Magazine Company Limited 2007.

© 2010, Grupo Editorial Tomo, S.A. de C.V.
Nicolás San Juan 1043, Col. Del Valle
03100 México, D.F.
Tels. 5575-6615, 5575-8701 y 5575-0186
Fax. 5575-6695
http://www.grupotomo.com.mx
ISBN-13: 978-607-415-229-6
Miembro de la Cámara Nacional
de la Industria Editorial No 2961

Traducción: Mario Anaya
Diseño de Portada: Karla Silva
Ilustraciones: Vanessa Bell
Diseño Tipográfico: Tato Garibay
Supervisor de Producción: Leonardo Figueroa

Derechos reservados conforme a la ley.
Ninguna parte de esta publicación podrá ser reproducida o transmitida en cualquier forma, o por cualquier medio electrónico o mecánico, incluyendo fotocopiado, cassette, etc., sin autorización por escrito del editor titular del Copyright.

Este libro se publicó conforme al contrato establecido entre
Michael O'Mara Books Limited y *Grupo Editorial Tomo, S.A. de C.V.*

Impreso en México - *Printed in Mexico*

Prefacio

¡SÍ, SÍ, SÍ PUEDES TENER LA VIDA SEXUAL QUE TE MERECES!

En verdad que no necesitas tener un orgasmo para desfrutar el sexo, pero seamos honestos, es un ingrediente muy importante.

Cada mujer merece tener una fantástica vida sexual, pero algunas veces, el trabajo, el estrés, la inseguridad, los problemas de salud —o hasta el mismo hombre— se lo impiden. Y cuando eso ocurre, el orgasmo puede parecer un sueño lejano.

Por este motivo, el presente libro está dedicado exclusivamente a mejorar tu vida sexual para que se convierta en una experiencia más agradable y satisfactoria, que haga estallar tu cabeza fuera de este mundo con cada orgasmo. Para cuando llegues al capítulo catorce, espero que llegues al clímax como una profesional, ya sea en la compañía de un hombre o estando sola. Este libro es único, porque está escrito puramente desde el punto de vista de los lectores de la revista *Company*, la mejor revista desde los veintes, que habla de sus experiencias, comparte sus éxitos, y revela sus mejores consejos para un éxtasis garantizado. Dos parejas han tratado diez de las mejores posiciones orgásmicas, con la idea de que recibas los mejores consejos.

Así que sírvete un vaso de vino, desconecta el teléfono, y empieza a leer. Tu viaje hacia mejores, más largos y extensos orgasmos ¡empieza aquí!

Capítulo 1
La propuesta científica

Mi mejor orgasmo...

El orgasmo que más recuerdo fue el primero. Yo tenía veintitrés años, y aunque mi novio había estado insistiendo con la idea de hacerme llegar al clímax, yo nunca lo había logrado. Y justo cuando empezaba a creer que yo era anormal, llegó otro hombre –quien es ahora mi esposo– en una noche en la que se pasó como tres horas jugando y tocándome, me hizo sentir como una diosa. Estaba disfrutando tanto, que se me olvidó la presión de tener un orgasmo. Así que cuando logré sentir uno, estaba completamente sorprendida y satisfecha. Después hasta lloré –no podía creer lo fantástico que había sido–. Desde entonces he tenido muchos y mejores orgasmos, pero ése ¡siempre será mi favorito!

Jessica, 29

El gran orgasmo —¿cuál es el punto?

El orgasmo es uno de los grandes misterios de la vida. Hombres y mujeres los tienen, y ninguno de los dos necesita pareja para tenerlos. Pero cuando el hombre los tiene, por razones obvias de la reproducción, su clímax resulta en la eyaculación de esperma, necesario para fertilizar el óvulo de la mujer y tener un bebé, mientras que la mujer se puede embarazar sin tener orgasmos. ¿Entonces para qué tenerlos?

Muchos expertos dicen que la mujer no disfruta el sexo, de ser así nosotros no nos preocuparíamos al respecto, y el resultado sería que la raza humana se extinguiría. Probablemente el orgasmo es la forma en que la naturaleza nos seduce para asegurar la continuidad de la raza humana. Pero si ése es el caso, ¿por qué el clítoris −parte esencial en la mayoría de los orgasmos de las mujeres− no está dentro de la vagina, para que pueda ser estimulado con la penetración?

Otros dicen que los orgasmos de las mujeres son un accidente, y que el clítoris es sólo una feliz coincidencia: igual que un hombre cuando está en su etapa fetal, dentro del útero de su madre, desarrolla pezones que después no crecen como pechos, las mujeres desarrollan clítoris que no crecen como penes. Eso puede ser la explicación de por qué es más difícil hacer sentir a la mujer un orgasmo que al hombre. De cualquier forma eso también sugeriría que los orgasmos de la mujer deberían de ser menos intensos. Sin embargo no es así, los orgasmos de los hombres duran un par de segundos, mientras que los de las mujeres pueden durar hasta un minuto (¡para nuestra suerte!).

Por esa razón algunos expertos creen que, después de todo, nuestros orgasmos están conectados con la reproducción. Ellos señalan que las contracciones en cadena producidas en el orgasmo de la mujer provocan que el cuello uterino se lubrique y se produzca la eyaculación del hombre dentro del útero, para luego pasar a las Trompas de Falopio, donde se lleva a cabo la fertilización. El útero también se curva y expande durante el orgasmo, facilitando la entrada del esperma.

Mientras que los científicos no están seguros al cien por ciento que esto ayuda a que la concepción sea más segura, definitivamente se trata de un argumento convincente. Probablemente la mejor teoría es la que dice que los orgasmos están designados a ayudarnos a encontrar a la pareja adecuada para aferrarnos a ella. La idea de una larga relación, con un inteligente, sensible, y sexualmente activo hombre que sabrá cómo apretar los botones adecuados, parece tener sentido, ya que durante el orgasmo masculino y femenino, la hormona llamada oxitocina (conocida como la "hormona del amor") es liberada dentro del flujo sanguíneo, haciéndonos sentir amor, calor, intimidad y satisfacción. No sólo nos hace querer tener sexo otra vez, para experimentar el mismo fantástico sentimiento, sino que también puede estrecha la relación de las parejas —esencialmente si ellos deciden una relación a largo plazo y formar una familia—. Sea la razón que sea, es cierto que si logras encontrar al hombre que sepa cómo darte esas cosquilleantes contracciones pélvicas en cada uno de tus orgasmos, ¡vas a pensar dos veces antes de deshacerte de él!

La anatomía del orgasmo

Empecemos con las buenas noticias: no hay orgasmo parecido a otro. La clase de clímax al que tú llegues depende de un gran número de factores, incluyendo la manera que uses para llegar al orgasmo, el día del mes, tu humor, tu salud, tus hormonas y hasta la persona con la que vas a tener sexo. Esto explica por qué algunas mujeres dicen que llegar al orgasmo es como sentir una serie de olas cálidas; mientras que otras expresan con gran deleite que para ellas fue como una exhibición de fuegos pirotécnicos. Pero no importa que el tuyo sea tan suave y dulce como un helado o con gritos a los cuatro vientos, lo que te está sucediendo físicamente es lo mismo...

Etapa I: Despertar la excitación

Esto puede tomar de cero a veinticinco minutos. Sólo algunos segundos después de iniciado el jugueteo comienza la excitación, tu temperatura empieza a elevarse un poco, y tu cuello y tu pecho pueden verse rosados. Si él está haciendo lo correcto, la pequeña glándula de Bartolini, en la entrada de tu vagina, ha empezado a secretar una mucosa lubricante. Mientras tanto, en las paredes vaginales también inicia la secreción para empezar a trabajar internamente –por eso, si él sólo está jugando con tus pezones como si estuviera sintonizando un radio, tu vagina no estará lista–. Al mismo tiempo, los labios internos de tu vagina (labios menores) se llenan de sangre, y toda el área se oscurece en apariencia. Mientras continua el jugueteo sexual, tu útero, que normalmente parece un globo desinflado, se infla y agranda, estirando tu vagina en preparación para el coito. Tus labios externos (labios mayores) se hinchan y separan levemente, mostrando la entrada a tu vagina. Todo esto incrementa el flujo sanguíneo, generalmente tus pezones se endurecen y, como un bono extra, hasta tus senos pueden aumentar su tamaño. Tu clítoris también se llena de sangre, se agranda y se endurece.

Etapa 2: Estado estacionario

El estado estacionario dura entre cinco segundos y hasta unos cuantos minutos. Ahora que el flujo sanguíneo ha aumentado considerablemente, tu estado de excitación del inicio se nivela, dándote una grata y deliciosa sensación de *tómame ahora*. Tu útero continúa inflamándose y la parte superior de tu vagina sigue expandiéndose. Tu clítoris se agranda y endurece; si está siendo estimulado en esta etapa, a menudo se hace bastante sensitivo, y puede parecer que desaparece bajo su cubierta, mientras que se va moviendo hacia el hueso pélvico para protegerse. Pero no te preocupes, puedes continuar disfrutando esa fabulosa sensación tocando las partes que están alrededor del clítoris.

Etapa 3: Orgasmo

Así como cada mujer es diferente, el método para llegar al orgasmo también lo es. Cualquiera que sea tu clímax, ya sea después de haber estimulado al clítoris (conocido como orgasmo de clítoris), o a través de la penetración (orgasmo vaginal), el gatillo biológico para el orgasmo femenino aún es desconocido. Algunos expertos creen que la sensación por estimulación es enviada a través del nervio pudendo (que está ligado al clítoris), a la espina dorsal y hacia el cerebro, que las identifica como placenteras. Entonces el cerebro envía este mensaje hacia la vulva, causando el orgasmo. Otros creen que el nervio vago, que parte del cerebro y corre hacia abajo, al cuello del útero, juega un papel muy importante.

Ambas teorías explican por qué es imposible llegar al clímax si no estás conectada mental y físicamente, y por qué nunca llegarás si lo estás tratando de alcanzar mientras ves un programa de televisión de vaqueros al mismo tiempo.

Durante un orgasmo, tu útero se expande y la parte superior de tu vagina se hincha hacia fuera. Los músculos dentro y alrededor de la vagina y la plataforma orgásmica (las capas dentro de la vagina cerca de la entrada) empiezan a contraerse rápidamente causando una deliciosa sensación de placer. Usualmente, tú experimentaras entre tres y doce pulsaciones rápidas, de una duración de un segundo cada una, antes de que las contracciones disminuyan y la sensación lentamente desaparezca. Algunas afortunadas mujeres encuentran que la estimulación continúa y pueden tener otro orgasmo enseguida –el increíble orgasmo múltiple.

Etapa 4: Resolución

Mientras las contracciones del orgasmo desaparecen, el exceso de sangre se vacía del área púbica, y tu útero y clítoris regresan a sus posiciones originales. Tus labios vaginales vuelven a su color normal en segundos, y tristemente tus senos también vuelven al tamaño normal, aunque puedes quedar con algo de color en tu cara y pecho. Tu temperatura y ritmo cardiaco regresan a la normalidad, y si en verdad tienes mala suerte, ¡tu hombre tomará esto como una señal para darse la vuelta e irse a dormir!

LA CLAVE DEL ORGASMO: TU CLÍTORIS

Los científicos creían que el clítoris era sólo un pequeño botón de tejido sensitivo, pero ahora sabemos que es sólo la punta del iceberg, la cima de una gran colección de nervios que van de cualquier lado de la vagina hasta la parte interna de tus muslos. Para la mayoría de las mujeres, no es un ingrediente opcional en sus orgasmos; aparentemente, un importante 75% de las mujeres necesitan de la estimulación del clítoris, ya sea frotándolo durante el coito, o tocándolo con los dedos o la lengua para alcanzar el clímax. De tal suerte que, si tu hombre no sabe dónde se encuentra ubicado, es tiempo de llevarlo a dar un paseo personal.

¿CÓMO ENCONTRARLO?

Separa tus labios exteriores justo arriba de la entrada de tu vagina. El clítoris parece un pequeño chícharo cubierto por una delgada capa de piel.

¿Aún no lo ves? Recuéstate, con tus piernas relajadas y separadas Comienza explorando tus labios externos y el área que se encuentra alrededor con tus dedos —frotando, presionando, y experimentando hasta encontrar la más placentera técnica—. Concéntrate en tus movimientos hacia los lados y luego directamente en el centro. Mantén un ritmo acompasado, y conforme te excitas más, la cubierta del clítoris se encogerá y lo verás ¡en toda su gloria!

¿PUEDE UNA MUJER TENER UNA ERECCIÓN?

De alguna manera, sí. Como en el momento de la excitación tu clítoris y vagina son bombeados con sangre, causando agrandamiento y que se tornen rojizos, algunos científicos solían pensar que esto se debía a que la mujer era una delicada flor, y que sus genitales debían de ser protegidos de la fuerza del pene durante la penetración, pero ahora se sabe que el agrandamiento ocurre para abrir la entrada de la vagina, facilitando la entrada del pene, y aumentando el placer de la mujer al mismo tiempo.

SI LA MAYOR PARTE DE MI CLÍTORIS ESTÁ DENTRO DE MÍ, ¿CÓMO PUEDO ALCANZAR EL RESTO?

De la misma forma que el pene del hombre tiene una cabeza y un cuerpo esponjoso, también lo tiene el clítoris. El cuerpo esponjoso está formado por un delgado grupo de músculos, que empieza dentro de tu cuerpo, curvea hacia arriba, pasa por encima del clítoris con una forma de U, y entonces la parte visible del clítoris queda fuera de tu cuerpo.

Así que si te sientes con ganas de una nueva aventura, en lugar de concentrarte sólo en el clítoris, explora el área que se encuentra a su alrededor y, particularmente, sobre de él —puede que te sorprendas de lo bien que se siente.

ORGASMO MASCULINO VS. FEMENINO ¿CÓMO SE SIENTEN?

VICKY, 25, HA ESTADO CON SU NOVIO POR CUATRO AÑOS. ELLA DESCRIBE SU ORGASMO:

Yo necesito mucha estimulación antes de alcanzar el orgasmo. Ésa es probablemente la razón por la que el primero que sentí fue uno que yo me di a mí misma. Me llevó algunas semanas de práctica, y he tomado varios años en perfeccionar mi técnica –de hecho, aún sigo aprendiendo–. Yo nunca tuve un orgasmo en alguna aventura de una noche, el único hombre que me ha hecho sentirlo es mi novio actual, y lo consiguió en la primera noche que tuvimos sexo: ¡probablemente ésa sea la razón por lo que aún seguimos juntos!

Dicho esto, yo me excito fácilmente. Empiezo a sentir cosquillitas entre mis piernas en cuanto me tocan el clítoris. Si después es frotado con un dulce y continuo ritmo, y con una firme presión, las cosquillas continúan, y se me moja enseguida la vagina. Conforme la tensión va aumentando, mi clítoris se va haciendo más sensible y ya no me gusta que me sigan tocando ahí directamente, prefiero mucho más la palma de la mano sobre toda mi vagina, tocándome de una manera suave y con un movimiento en forma circular.

Conforme me acerco al orgasmo mi respiración se vuelve más profunda y yo me empiezo a sentir más caliente. Mis senos se hinchan, mis pezones se endurecen, siento también un poco hinchados mis genitales y me humedezco aún más. El momento antes del clímax es inaguantable –en el buen sentido– aunque no puedo estar segura de que llegaré al orgasmo; algunas veces llego casi hasta el final, pero no completamente, y no estoy segura por qué. Será que algunas veces no estoy relajada, la presión o la caricia cambia en un instante crucial, o me distraigo y el momento pasa. Si creo que va a ser difícil llegar al orgasmo, muchas veces me ayudo moviendo mi pelvis para arriba y para abajo, o apretando mis músculos.

Cuando finalmente llego al orgasmo, es asombroso, no hay nada mejor. Yo sé que voy a alcanzarlo desde unos segundos antes. Siento que mi mundo alrededor desaparece, después una gran sensación como de presión invade mis orejas y luego las contracciones empiezan –son verdaderamente fuertes–, yo generalmente tengo ocho contracciones bien intensas, y luego mi clítoris pulsa, suavemente, hasta por dos minutos después de terminado el orgasmo. Si estoy de buen humor, puedo tener otro orgasmo inmediatamente –pero generalmente eso lo hago cuando estoy sola, ya que sólo tengo que frotar firmemente en el lugar adecuado.

El segundo orgasmo nunca es tan intenso como el primero. Mi novio es muy paciente y le encanta tocarme y jugar conmigo hasta que llego al clímax. Él puede hacerme llegar al orgasmo con la mano o con su pene. Pero muchas veces, cuando llego al clímax con su pene dentro de mí, usualmente es porque mi clítoris también está siendo frotado de alguna manera. Cuando empezó nuestra relación, si yo no llegaba al orgasmo, él se sentía mal e incapaz, pero le expliqué que algunas mujeres somos así.

ADAM, 30 AÑOS, HA ESTADO CON SU NOVIA POR SIETE AÑOS. ÉL DESCRIBE SU ORGASMO:

Para mí, la sensación empieza en mi cuerpo, donde se encuentran mi pene y testículos. Es muy difícil describir exactamente lo que siento –se siente algo tibio, como que algo está creciendo dentro de mí–. Siempre sé cuando voy a llegar al clímax, no porque mis testículos se junten a mi cuerpo, aunque algunas veces suceda, sino porque un par de segundos antes, algo en mi cerebro se enciende, y sé que ya llegué al punto en que puedo eyacular.

Durante el orgasmo, se me eleva la temperatura debajo de la cintura, y siento pulsaciones mientas mis espermas salen disparados desde mis testículos hasta la cabeza de mi pene… Algunas veces, especialmente si ha sido una eyaculación prolongada, mis nalgas y piernas tiemblan también.

Es bueno ver tus espermas salir disparados —inclusive es espectacular—. Me encanta ver cuánto puedo producir y qué tan lejos pueden llegar. Mi novia dice que también le encanta verlos. Por esa razón, mi lugar favorito para eyacular es sobre sus senos. Una vez terminado, por lo general me siento mareado y relajado por unos minutos, y mis órganos sexuales están muy sensibles. Es cierto lo que se dice acerca de que a los hombres les da sueño después del clímax; es la manera como te sientes después de una buena sesión de ejercicio. Creo que los orgasmos durante el sexo son diferentes a los que siento cuando me masturbo. La mayoría de los hombres se han masturbado por años antes de llegar a hacerlo con una mujer. Tú sabes que puedes hacerlo, sabes exactamente cómo hacerlo, y es bastante funcional —probablemente lo haces porque estás aburrido, o sólo porque tienes una erección—. Pero el clímax con sexo es diferente. Cuando me masturbo, puedo llegar al clímax en minutos, mientras que durante el sexo puedo aguantar por más tiempo. He oído que algunos hombres son la maravilla de los dos segundos y eyaculan casi inmediatamente, mientras que otros —sí, probablemente estrellas pornográficas— pueden durar varias horas. Yo estoy en medio —me gusta satisfacer a mi novia primero.

Soy bueno controlando mis orgasmos. Nunca pienso en "termina, necesito terminar"; yo más bien pienso: "termina, mi mano ya se cansó".

He pasado de una relación larga a otra, sin embargo, puedo entender que algunos hombres, si no han tenido sexo por un tiempo, sean egoístas en una relación de una sola noche, y hagan justo lo que necesiten para llegar al clímax, sin importar el placer de la mujer. Después de todo no la vas a volver a ver, así que más vale disfrutarlo. No existe el orgasmo regular —todos son buenos—, pero algunos definitivamente son mejores que otros.

De cualquier manera no recuerdo un orgasmo en particular, es más fácil que recuerde la situación, el lugar, y por supuesto la persona con la que tuve dicha relación. ¡Yo creo que una de las mejores cosas del sexo es hacer que mi novia tenga un orgasmo! Es una cosa de orgullo. Si han tenido sexo y ambos han llegado al clímax, sólo te quedas recostado con una gran sonrisa –estás física y mentalmente satisfecho–. A pesar de que los orgasmos del hombre son buenos, es fácil llegar a ellos, mientras que los hombres saben que se requiere tener habilidad para que ellas lleguen al clímax. Ver a mi novia sonriendo, sabiendo que está satisfecha por mi actuación, es lo mejor que puedo sentir por lo que hice en la cama.

Ahora tú platícame...

Cada orgasmo es diferente así que les pedí a cinco mujeres que describieran lo que sienten en los momentos del orgasmo:

> Es una de las cosas que me dejan sin habla ¡Cuando me llega, siento que se lanza una carga de adrenalina por todo mi cuerpo, una oleada de sensaciones y una liberación de energía increíble! Después me siento completamente exhausta. ¡Definitivamente asegura una buena noche de completo descanso al dormir!
>
> **Dona, 25**
>
> Me da un asombroso sentimiento de cosquillas, y luego siento que arde todo mi cuerpo, hasta que llego al punto de no poder soportarlo más.
>
> **Karen, 25**
>
> Cada vez es diferente, pero la mejor manera de describirlo es como si fuera un volcán listo para explotar. Algunas veces toma mucho tiempo, y sólo tengo un sentimiento de placer continuo; otras veces el sentimiento viene y va, lo que supongo que es el orgasmo múltiple. También hay veces que estoy tan excitada que el volcán hace erupción en segundos. Normalmente, si descanso un poco puedo empezar otra vez, y puedo tener otro orgasmo rápidamente.
>
> **Jazmín, 28**
>
> A mí me da un racha de calor a través de todo mi cuerpo; mis mejillas arden y mi vagina empieza a latir y vibrar tanto que se hace muy sensible. Mi cuerpo empieza a jalonearse, y después,

al final, me siento extremadamente mareada y quedo bien mojada. El sentimiento es tan intenso que mi cuerpo se arquea y, por momentos, se levanta de la cama cuando llego al clímax.

Michelle, 26

Mis orgasmos tienen la misma intensidad que cuando necesito ir a hacer pipí –pero la mejor manera de describirlo es cuando te haces cosquillas hasta tener esos deliciosos escalofríos.

Emma, 30

Capítulo 2
Descubre tu potencial para el placer

Mi mejor orgasmo...
Una amiga me dijo que su pareja le pidió si podría observar cómo se masturba. Ella accedió, y descubrió que le encanta. Yo pensé que a mí me daría pena, pero la siguiente vez que las cosas se estaban poniendo calientes con mi novio, me decidí y empecé a tocarme. La emoción de verlo excitado por lo que estaba viéndome hacer, ¡hizo que los dos tuviéramos un excelente orgasmo!

Louise, 24

ORGASMOS –¿TODOS LOS PUEDEN TENER?

El orgasmo, en los filmes, la televisión, y revistas son para creerse, y son un derecho básico de las mujeres. Si no llegas al orgasmo de ninguna forma, cada vez que tienes sexo, debe haber algo mal contigo, ¿verdad? Bien, pues no es así. La verdad es que hasta las mujeres que más fácilmente llegan al orgasmo se encuentran con que algunas veces llegar al clímax es tan difícil como meterte en unos pantalones de mezclilla tres tallas más chicas que la tuya. No importa cuánto lo intentes (o qué tanta lubricación uses), no vas a poder. Entender esto es la clave para llegar a la vida sexual que tú deseas.

¿No me crees? Para romper el mito que todas las mujeres deben de llegar al orgasmo la mayoría del tiempo, la revista *Company* lanzo una encuesta para saber exactamente lo que veintitantas mujeres opinan del orgasmo. Los resultados fueron fascinantes, sorprendentes y bastante tranquilizadores. Mientras que la mayoría de las mujeres dicen haber tenido un orgasmo por lo menos una vez en sus vidas (solas o acompañadas), contrario a la opinión popular, sólo una cuarta parte de ellas aseguró llegar al clímax cada vez que tuvieron sexo. Otro 23% dijeron llegar al clímax la mitad de las veces; otro 23% "solo algunas veces"; el 14% raramente llegan al orgasmo, y las más honestas, el 12% admitieron que nunca han alcanzado el clímax.

Para las mujeres el tener un orgasmo no es una ciencia exacta. Mientras que para los hombres, el llegar al orgasmo es tan fácil como el ABC (acción, besos, coito). El sexo para la mujer es una experiencia muy diferente puesto que nosotras necesitamos estar encendidas física y mentalmente para llegar al tope de la excitación sexual, y cada mujer tiene una pequeña diferencia para lograrlo. Por ejemplo, cuando *Company* preguntó a las mujeres cómo llegan al clímax, 32% contestó que necesitan estar totalmente relajadas y bastante jugueteo sexual; mientras que otro tercio respondió que sólo lo pueden hacer en ciertas posiciones. Los vibradores son suficientemente buenos para otro 17%, mientras que el otro 17% aseguró que necesitan de fantasías para poder llegar al clímax. Todo esto prueba que no hay buenas o malas maneras para llegar al orgasmo, y lo que funciona para algunas mujeres es imposible que funcione para otras.

Así que olvídense de lo que ven en las películas de Hollywood. Es tiempo de dejar de ver el orgasmo como el Cáliz Divino, o una meta a cumplir a cualquier costo. Entre más te presiones y trates de llegar a un orgasmo efusivo, más perderás el placer sexual que desaparecerá lentamente, dejándote un sentimiento de estrés, de decepción y todo sin haber alcanzado el orgasmo.

Por eso, en lugar de sentirte frustrada por no haber podido llegar al orgasmo cada vez, deberías de entender que en el viaje para llegar ahí, el inicio, y el punto medio del jugueteo pueden ser tan satisfactorios como el resultado final. Disfruta el cosquilleo que sientes cuando tu pareja te besa el cuello; absorbe el sentimiento de intimidad y cercanía cuando estás desnuda con la persona que amas; y deléitate cuando tu pareja está dentro de ti. De alguna manera, viendo las cosas de esta forma lo más seguro es que te vuelvas más orgásmica, porque los mejores orgasmos son los que te esperan.

¿Cuál es su potencial para el placer?

En la encuesta de *Company*, el 46% de las mujeres comentaron estar insatisfechas con la cantidad de veces que terminaba en un orgasmo cuando tenían sexo. De estos, el 13% se sentían frustradas; otro 13% respondió que el no llegar al orgasmo no les importaba en lo absoluto; 3% se sintió que era incapaz; 2% estaban bastante enojadas; y un elevado 21% dijeron que la cantidad de orgasmos que tenían no era lo ideal, pero que estaban conformes. Pero una vida de sexo con insatisfacción no es algo que debas soportar. Cuando te disculpas por pensar que tu estilo orgásmico siempre va a ser el mismo —si siempre tienes dificultades para llegar al orgasmo, ésa es la manera en que nacimos— estás muy equivocada. También es falso que si ya eres una experta amante multiorgásmica, no hay cabida para mejorar. Con un criterio amplio, un poco de esfuerzo y mucha práctica y paciencia, puedes elevar la cantidad de orgasmos significativamente.

Ya has dado el primer paso al escoger este libro; ahora, ya sea que seas una tigresa en la cama, quien disfruta orgasmos que te dejan sintiéndote en la cima del mundo, o que seas una gatita que ni siquiera está segura de haber logrado un orgasmo nunca, este cuestionario te ayudará a iniciar una jornada en la que descubrirás verdaderamente el sexo.

1. Si tú algunas veces haces el amor cuando no tienes ganas, ¿por qué lo haces?

    a. Tú sabes que una vez iniciado, te excitas y empiezas a disfrutarlo.

    b. Tu pareja quiere tener sexo, y aunque tú no estás de humor, no lo quieres decepcionar.

    c. Nunca sucede, siempre quieres tener sexo.

    d. Terminas teniendo sexo porque necesitas amor y cariño.

2. Para ti, ¿en qué momento inicia físicamente el sexo?

    a. Con un relajante masaje en la espalda, cuando se toman de la mano, o con cualquier otro contacto no sexual.

    b. Cuando tus senos y genitales son tocados o acariciados.

    c. En cuanto sabes que vas a hacer el amor, empiezas a sentirte excitada.

    d. En cuanto te besan.

3. Algo más íntimo, ¿cuándo te masturbas?

    a. Por lo general cuando estoy sola, pero algunas veces le pido a mi pareja que me ayude a llegar al orgasmo.

    b. Lo has hecho pocas veces, y estabas sola.

    c. Ya sea sola o frente a mi pareja, y en realidad nos excita a los dos.

    d. Sólo cuando estás sola y no serás interrumpida, como en la tina o en tu cama.

4. ¿Alguna vez has tenido un orgasmo cuando estás dormida?
   a. Creo que he llegado al clímax al dormir, pero no estoy segura.
   b. No, yo creo que nunca lo he tenido.
   c. Sí, definitivamente.
   d. No, pero algunas veces tengo sueños donde estoy haciendo el amor con alguien más.

5. ¿Cómo son tus fantasías sexuales?
   a. Enterradas en mi mente, pero muy reales y físicas una vez que pienso en ellas.
   b. Románticas y de ensueño, con una grata sesión de sexo al final.
   c. Siempre son una o dos, y me excito sólo de pensar en ellas.
   d. Varían, y algunas veces tengo la fantasía de que estoy haciendo el amor con otra persona cuando estoy haciéndolo con mi pareja.

6. ¿Reconoces si necesitas sexo y cuándo?
   a. Sí, creo que lo he necesitado algunas veces, pero no tengo ninguna señal para reconocerlo.
   b. No creo que realmente necesite sexo.
   c. Sí, mi cuerpo me lo dice cuando lo necesito.
   d. Un poco, me pongo de mal humor y tensa si no tengo actividad sexual de vez en cuando; después me siento mucho mejor.

7. ¿Es el orgasmo una experiencia para todo tu cuerpo?
   a. Sí, después del clímax tengo cosquillas por todo mi cuerpo, de la cabeza a los pies.

b. Algunas veces sentí que todo mi cuerpo estaba involucrado, pero no estoy completamente segura de que fue un orgasmo.

c. Sí, puedo tener un orgasmo tocándome los senos u otras partes del cuerpo, además de mis genitales.

d. No, pero sí siento que es muy intenso en mis genitales y alrededor de ellos.

8. ¿Cómo manejas el estrés?

   a. Cierro el baño con candado y doble seguro, y me consiento y divierto con mis nuevos productos de belleza.

   b. Me doy tiempo para desestresarme yo sola escuchando música o sólo relajándome.

   c. Fácilmente, me consiento y me permito ciertos caprichos, como un masaje en el *spa*, o un tratamiento facial o de todo el cuerpo.

   d. Muchas veces encuentro difícil relajarme, aunque una noche de fiesta y diversión con mis amigos usualmente logra el objetivo.

9. ¿Conversas con tu pareja acerca de su vida sexual?

   a. Tú podrías iniciar una leve conversación al respecto, en cualquier ocasión normal, en un bar, o después del cine, si sientes que la relación no van tan bien.

   b. Nunca, tú no necesitas conversarlo.

   c. Se hablan mucho durante el sexo, diciéndose uno al otro lo que les gusta y se siente mejor.

   d. No mucho, ustedes nunca hablan de sexo fuera de la cama.

10. ¿Cuál de las siguientes combinaciones es la que regularmente sientes durante el sexo con tu pareja?

    a. Conectada y contenta

    b. Atractiva y amada

    c. Sensual y excitada

    d. Deseada e involucrada

¿Cómo calificaste?

Mayoría de las A

Eres una amante bastante abierta y afectuosa. Tienes pocos problemas en el sexo, te gusta experimentar cuando estás de humor. Necesitas disfrutar el jugueteo sexual, buscar hombres que estén dispuestos a pasar tiempo haciéndote sentir bien, jugando y acariciando tu cuerpo antes del evento principal. Sin embargo, a la mejor no tienes conocimiento de qué tan orgásmica eres. Intenta hablar con tu pareja un poco más en la cama; en el momento, no te das tiempo para hablar del sexo, sólo cuando hay problemas, en lugar de enfatizar el lado positivo de las cosas. Recuerda, los hombres pueden ser tan inseguros en la cama como las mujeres, por eso les encanta escuchar cuando se les dice que están haciendo las cosas bien, y qué tan bien te hacen sentir. Compartir tus fantasías también puede ser una revelación para ti —investiga lo que las tuyas significan en el capítulo ocho de este libro—. En general, podría decirse que estás en un excitante escenario en tu vida sexual, tu confianza en el sexo ha crecido y ya maduraste para vivir nuevas experiencias. ¿Por qué no probar algunas de las posiciones del capítulo seis? Deja que tu personalidad del dormitorio se libere, y que tu potencial orgásmico se desarrolle para llegar un poco más lejos. ¡Vas a estar en un juego que te depara algunas sorpresas atrevidas y deliciosamente salvajes!

Mayoría de las B

Al igual que muchas mujeres, probablemente no estás segura de si alguna vez has tenido un orgasmo apropiado. Esto es muy común y no es para que te dé pánico; es la presión de llegar al orgasmo, principalmente, la que en muchas ocasiones evita que suceda. El hecho es que el 99% de las mujeres son orgásmicas, aunque a algunas de nosotras nos toma más tiempo que a otras descubrirlo.

Tus preguntas muestran que te sientes atraída a tu pareja, pero encuentras difícil hacer la conexión cuerpo/mente. Estás tan ocupada tratando de complacerlo que tu propia satisfacción puede acabar en el olvido. Amas la intimidad de una relación sexual, pero puede que creas que el buen sexo es algo natural, que sucede automáticamente, y si no lo usas y aprovechas, pues ni modo, así es la vida. La verdad es que el sexo no es independiente del resto de nuestra vida, y requiere del mismo cuidado, trabajo y determinación que le das a tus otros placeres. Buen sexo requiere paciencia y una buena actitud; los amantes de una noche de fiesta no pueden sostener una relación por largo tiempo; también necesitas confianza, relajamiento y mucho coraje. Por otro lado, fincar una relación con pocas emociones sexuales, más tarde puede ser el motivo del rompimiento con tu pareja. Pequeñas fallas en tu vida sexual necesitan ser discutidas y solucionadas entre ambos, si desean satisfacer y aprovechar su potencial de placer en la cama.

Recuerda, aunque cada mujer y cada orgasmo son diferentes –algunas describen sus orgasmos de gran intensidad, otras más bien como las suaves olas del mar–, para llegar a tu máximo placer físico, primero arregla cualquier problema leyendo los capítulos diez y once; después explora tus zonas erógenas con la ayuda de pequeñas recomendaciones del capítulo cinco; y prepárate para hacer algo de tarea de juegos sexuales en el capítulo cuatro. Y quizás el más importante sea el capítulo siete para aprender a excitarse masturbándose y de ese modo llegar a tener un orgasmo sin compañero, quien generalmente es el primero en aprender la manera de hacerte llegar al clímax. Una vez que reconozcas tus orgasmos cuando éstos sucedan, estarás en el camino correcto para la vida sexual de tus sueños.

Mayoría de las C

Definitivamente eres orgásmica y lo disfrutas al máximo. Probablemente experimentas orgasmos fuertes que puedes sentir por todo tu cuerpo, lo que te hace sentir muy sensual y en control. Ésas son buenas noticias, pero algunas veces puede que te sientas tan confiada sexualmente que afecto e intimidad pasen a segundo término. Mientras que es excelente extender el horizonte sexual, tus demandas por emociones pueden hacerte una pareja intimidante, y podría causar que te aburras en una larga relación. Para prevenir esto, y verdaderamente alcanzar el máximo de tus poderes sexuales, necesitas poner más de tu parte. Comparte tus conocimientos con tu pareja; si conoces algunas formas astutas e ingeniosas para llegar a un orgasmo en pocos segundos, enséñale. Puede que lo excite y definitivamente ayude en la comunicación entre ustedes sobre sus necesidades sexuales. Las pláticas más a fondo también pueden incrementar la intimidad en su relación, que puede llevarlos a un orgasmo real de mente y cuerpo. ¿Si buscas la manera de mejorar el nivel de tus orgasmos? Lee el capítulo trece.

Mayoría de las D

Ocasionalmente llegas al clímax haciendo el amor, así que definitivamente eres orgásmica, pero tienes el potencial de disfrutar el sexo mucho más de lo que lo haces ahora. En el presente, consideras el orgasmo como el merengue del pastel, no parte de la mezcla. Sabes cómo llegar al clímax, pero algunas veces simplemente no puedes (¿o no quieres?). Juegas fácil sin arriesgar, teniendo sexo únicamente cuando tú tienes ganas, posiblemente, y de preferencia en la misma posición de siempre. Te estás perdiendo de excelentes oportunidades eróticas. ¿Por qué no dejas a tu pareja persuadirte de hacer el amor en un impulso momentáneo que salga de la nada? ¡Hazlo que te haga desearlo!

También es importante recordar que el placer sexual no tiene que empezar en los genitales. Es mucho más excitante empezar el orgasmo a través del contacto de otras partes del cuerpo, así que trata de pensar (y usar) todo tu cuerpo durante el jugueteo sexual para incrementar tu placer y confianza –lee el capítulo cuatro para inspirarte–. Trata de confiar más en tus sensaciones; puede que te sea fácil imaginar que los orgasmos de otras mujeres son más excitantes que los tuyos, lo que puede llevarte a sentirte defraudada contigo misma. También puede que te sea difícil pedir lo que deseas en la cama porque te dé un poco de vergüenza. No tengas pena por explorar tu lado sensual, aprende de tu cuerpo y sus señales con los consejos el capítulo siete. ¡Una vida sexual satisfactoria pronto será tuya!

Y AHORA USTEDES...

¿Necesitas más pruebas de que los mejores orgasmos suceden cuando estás triste? Les pedí a cinco mujeres que revelaran sus métodos para alcanzar el orgasmo que hasta a ellas les sorprendió...

> Después de un largo día de trabajo, llegué a casa para encontrar que mi pareja había llenado el dormitorio con pétalos de rosas y velas. No había notado el refrigerador hasta que estábamos besándonos y tocándonos, cuando de repente lo abrió, tomo algo frío y lo puso entre mis piernas. Era un cubo de hielo y el frío sobre mi piel caliente se sintió increíble. Alcancé el orgasmo rapidísimo y me tomó un buen tiempo recuperarme. ¿Quién creería que un cubo de hielo pudiera ser tan excitante?
>
> **Sofía, 20**

Yo nunca llegué a tener un orgasmo hasta que me fui a vivir con mi novio actual. Habíamos sido amigos por años, así que, una noche, cuando finalmente las cosas estaban por cambiar entre nosotros, yo no estaba nerviosa, lo que probablemente ayudó en la situación. Él se sentó en una silla y yo lo monté, él sólo empezó a moverse de arriba hacia abajo y a besarme los senos por horas y horas, mientras a mí me pareció una eternidad. Fue increíble cuando llegué al clímax, él no había tocado mis genitales para nada. Su dedicación total para el juego de caricias sexuales es, probablemente, la razón por la que ahora estamos casados...

Jeannie, 29

Siempre que he visto "sexo por teléfono" en las películas, he pensado que para mí sería mortalmente penoso. Pero una noche, en la que tuve que viajar por razones del trabajo, mi novio nuevo me llamó a mi teléfono móvil mientras estaba en mi cuarto en el hotel. Él empezó preguntándome cómo estaba vestida, qué tenía puesto (mi ropa de ejecutiva), y luego describió lo que le gustaría hacer si estuviera conmigo en ese momento. Al principio me sentí realmente rara, pero me empecé a relajar y me involucré en el juego. Haberme hecho llegar al orgasmo por teléfono fue increíblemente erótico, y ahora siempre que salgo de viaje de negocios, agendamos una llamada tarde por la noche —se asegura de que tendré una buena noche de descanso después de colgar el teléfono, ¡eso es seguro!

Lucy 26

He estado saliendo con mi novio por tres años y el sexo se ha vuelto una rutina. Así que un día fui a una tienda de artículos sexuales y me compré una película pornográfica, un vibrador y aceite para masajes. Yo pensé que tenía una hora para mí sola, así que inicié la película, me puse cómoda y probé mi vibrador. De pronto mi novio llegó de sorpresa. Te comento que él estaba casi en estado de coma por la situación, ¡pero también tenía una erección! Tuvimos una sesión de sexo sorprendente y llegué a un orgasmo fantástico, que dio una gran sacudida a nuestra vida sexual y relación como pareja.

Kerstin, 23

Soy una curvilínea talla 18, y mientras que soy básicamente feliz con mi cuerpo, siempre he sido penosa en la cama. Antes siempre solía insistir en tener sexo en completa oscuridad. Eso fue hasta que conocí a mi actual pareja. La primera noche que pasamos juntos, cada vez que yo apagaba la luz él la volvía a encender. Me dio tantos cumplidos y palabras dulces que en pocos minutos me relajé y ¡tuve el mejor orgasmo de toda mi vida! Ahora prefiero hacerlo durante el día.

Claire, 23

Capítulo 3
Tu mes orgásmico

Mi mejor orgasmo…
El mejor orgasmo que he tenido sucedió después de que regresé de un viaje de negocios al que asistieron únicamente mujeres. Había dejado a mi novio en casa, y como compartí el cuarto de hotel con mis amigas por dos semanas, ni siquiera había tenido la oportunidad de consentirme aunque fuera masturbándome. No sé si fue la espera lo que lo ocasionó, o el día del mes, pero para cuando por fin llegué a casa con mi novio, yo estaba pidiendo sexo a gritos. En cuanto pasé el umbral de la casa, aventé las maletas e hicimos el amor en las escaleras, ni siquiera llegamos a la cama. Estaba tan excitada que el orgasmo sólo tomó unos minutos. Nunca había podido llegar a un orgasmo tan rápido, ¡y ahora estoy impaciente por mi próximo viaje!

Yasmin, 26

Aprovecha el poder de tus hormonas

Alguna vez te has preguntado ¿por qué algunos días sientes como que te gustaría seducir a Simón, el del departamento administrativo —y a todos sus compañeros— en el descanso del almuerzo?, mientras que otros días únicamente te gustaría acurrucarte en el sillón, con tu pijama puesta frente al televisor. Esto es porque el deseo para el sexo es afectado por todo tipo de factores: cansancio, tus emociones, la relación con tu pareja… y la química, regulada por las hormonas, mismas que se encuentran en todo tu cuerpo a lo largo de tu ciclo menstrual. Esto quiere decir que en los 28 y tantos días – o más– de tu ciclo menstrual, es perfectamente normal desear 28 o más posiciones sexuales diferentes. Las hormonas no sólo rigen tus emociones, también son responsables de decidir qué tipo de sexo deseas, así que entender la manera en la que trabajan las tuyas puede ser la llave para tus mejores y más intensos orgasmos...

El plan de los 28 días

Empieza desde el día uno de tu ciclo menstrual (el primer día de tu menstruación), aquí está la manera de averiguar qué tipo de sexo pide tu cuerpo según el día del mes en que estés.

Día 1 - 5
Excelente para el sexo relajante

Para muchas mujeres, el principio del mes menstrual llega a ser un alivio. Si no estás embarazada, la hinchazón de tu estómago por tu menstruación ha disminuido, y generalmente te sientes más calmada; conforme bajan los niveles tanto de estrógeno (la más importante hormona femenina, la cual afecta tu humor) como de progesterona (hormona ligada al desagradable síndrome premenstrual), te vas a sentir mejor. Si tienes la mala suerte de sufrir de cólicos durante tu menstruación, hacer el amor puede ser un remedio muy agradable, aunque sea temporal. De cualquier forma, es más divertido que tomarte unas pastillas para el dolor.

> **Recomendación sexual:** Si no hacen el amor durante la menstruación, porque les parece medio sucio, te estás perdiendo de unos muy buenos momentos. La lubricación adicional que tu cuerpo produce en estos días los beneficiarán a ti y a tu pareja; puede ser una agradable

sorpresa lo bien que se siente, y la facilidad con la que llegarás al clímax. Una de las mejores posiciones para estos días del mes es que ambos estén acostados de lado, cara a cara, o tú de espaldas. De esta manera ninguno de los dos hace presión en tu estómago.

Días 6 - 8
Excelentes para un sexo íntimo y lento

Tu libido aumenta cuando tu periodo termina. Esto es porque tus ovarios empiezan a producir más estrógeno. Además ya no te sientes tan cansada, o de mal humor, como te sentías durante la menstruación, así que es tiempo de celebrar —con algo de gimnasia sexual.

Recomendaciones sexuales: Reserva un cuarto de hotel y regálense un fin de semana especial y caliente —o sólo cierren las puertas y quédense en casa—. Es la oportunidad de consentirse con todas las cosas sexuales que más les gustan, un masaje, un burbujeante baño de tina en pareja, sexo oral o cualquier otra cosa. Tómense su tiempo explorando el cuerpo de cada uno, haciendo las cosas que les excitan una y otra vez y por varias horas, y días…

Días 9 - 11
Excelentes para el sexo travieso

Tus niveles de estrógeno están subiendo rápidamente, haciendo que las paredes de tu útero se hagan más gruesas como preparación para un posible bebé. Esto quiere decir también que te ves preciosa y te sientes verdaderamente sexy, así que aprovecha tu frescura y belleza natural y dirígete caminando sensualmente, como una reina vampiresa, hacia la recámara…

Recomendaciones para el sexo: Aprovecha tu confianza recién descubierta, probando algunos nuevos trucos en la cama —particularmente los que son contigo arriba—. ¿No hay inspiración? ¿Por qué no empezar con las diez mejores posiciones del capítulo seis de este libro?

Día 12 - 13
Excelentes para un "rapidín"

Justo antes que tu cuerpo llegue a la ovulación, el cuello de tu útero empieza a secretar más mucosa, misma que aunque suene asquerosa, representa algo bueno, ya que su función es lubricar la vagina. Esto sucede porque tu cuerpo está ocupado haciendo todo lo que puede para que el sexo sea lo más fácil posible. Es probable que en estos días tú pienses más en sexo —y esperemos que también lo estés haciendo.

> **Recomendaciones para el sexo:** Ahora que tu cuerpo está listo para tener acción en cualquier momento, los juegos sexuales y las caricias no son tan necesarios como lo son en otros días —lo que te da una perfecta excusa para un "rapidín"—. Haz buen uso de la erección matutina de tu novio y empieza el día con un glorioso orgasmo; ponte en tu posición favorita y apoya la misión de tu novio tocándote el clítoris con las yemas de tu dedos mientras que él te penetra y se mueve dentro de ti. Por la tarde, ¿por qué no repetir la escena? Sólo que esta vez con más tiempo para gozar.

Día 14
Excelente para el sexo desenfrenado

Es tiempo de ovular; cuando el óvulo es liberado por tus ovarios y viaja por las trompas de Falopio hacia el útero, está listo para ser fertilizado por el esperma. Entonces, a menos que quieras embarazarte, necesitas ser muy cuidadosa con tu anticonceptivo en esos días del mes.

Tus niveles de estrógeno han llegado a su máximo y ahora tu cuerpo también está secretando pequeñas cantidades de testosterona –la llamada hormona varonil– para ponerte aún más contenta para tener sexo. No es ninguna sorpresa que en estos días del mes te sientas más excitada –es la madre naturaleza que asegura que nuestro cuerpo y cerebro estén listos para la acción, maximizando las probabilidades de concepción.

> **Sugerencia sexual:** En estos días estarás dispuesta a hacer lo que sea y en donde sea. Así que hoy en la noche deja libre tu personalidad salvaje. En cuanto tu pareja llegue a casa, abrázalo, bésalo fuertemente en los labios e infórmale que tú tienes el control. Ésta es tu oportunidad de decirle exactamente lo que quieres y cómo lo quieres, así que saca del cajón cualquier deseo que tengas guardado como hacer el amor en la mesa de la cocina, o diviértete con una sesión de sexo rápido y furioso, con la ropa puesta, o de cualquier manera. Él estará más que feliz permitiéndote hacer lo que se te antoje.

Días 15 - 18
Excelentes para tener sexo, juegos y caricias

Todo lo que sube, tiene que bajar –tus niveles de estrógeno empezaron a bajar, mientras que la progesterona está subiendo otra vez–. Así que, mientras esto sucede, tus deseos por tener sexo disminuirán y no estarás tan excitada como lo estabas durante la ovulación (entendámoslo, si también estuvieras excitada en estos días, ¡estarías exhausta permanentemente!).

> **Sugerencia sexual:** Tu pareja va a tener que trabajar más duro que de costumbre para ponerte de humor y excitarte, lo que significa que serás el centro de atracción sexual. En otras palabras, él tendrá que acariciar tus senos y tus genitales con más suavidad que de costumbre, y cubrir tu cuerpo con besos y, en general, hacer las cosas que te

encantan en la cama. También puedes pasar por alto la penetración y sugerirle que te haga llegar al clímax con sus dedos, lengua o hasta un vibrador. ¡Maravilloso!

Días 19 - 25
Excelentes para el sexo entre sueños

Tus niveles de progesterona siguen elevados, lo que significa que los síntomas previos a la menstruación se incrementarán. Es probable que te sientas un poco irritable, cansada, torpe; algunas veces hasta con ganas de llorar, y francamente no te sientes como una diosa sexual en esta parte de tu ciclo.

Sugerencia sexual: En lugar de tener una discusión con él sobre si sacó o no los botes de la basura, o si no se dio cuenta de que revolvió las toallas limpias con las sucias, provoca una sesión de abrazos, que los llevará a la ternura y al sexo con el mínimo esfuerzo. Si estás tan cansada que no quieres nada muy complicado, trata la posición de las cucharas (ver página 93) en la que te acuestas de lado, mientras que él se acuesta a tus espaldas, penetrándote por atrás. Si estás bien lubricada, tú no tienes que hacer nada. Lo mejor de esta posición es que tú no tienes que mover ningún músculo, y después puedes caer en tu sueño profundo contenta y satisfecha.

Días 26 - 28
Excelentes para el sexo mimado

Estás por tener tu menstruación y tu cuerpo probablemente lo sientes hinchado, sensible, inflado. Tus niveles de estrógeno están muy bajos, al igual que tu libido. Pero eso no significa que esté prohibido el sexo…

Sugerencia sexual: En estos días del mes, tú necesitas sentirte lo más mimada posible –antes, durante y especialmente después del sexo–. Para ponerte de humor tómense un baño caliente en la tina con aceites exóticos y velas aromáticas, después pídele a tu pareja que te de un suave masaje en los hombros. Cuando estés más relajada y lista para continuar, déjalo que seque tu cuerpo con una suave toalla y llevarte al dormitorio. Lo más importante en el sexo premenstrual es hacerlo despacio, de manera que tu cuerpo tenga suficiente tiempo para prepararse. En la cama tómate tu tiempo para calentar las cosas, diviértanse iniciando con algo de sexo oral, previo a la penetración, y para después del gran final, hazlo que te abrace hasta que caigas en un dulce sueño. Perfecto.

TU APETITO SEXUAL SUBE Y BAJA

Si la vida fuera como en las películas, todas las mañanas te despertarías tranquilamente, en calma, y con sólo darte la vuelta en la cama y acomodarte tendrías la oportunidad de un grato sexo matutino; después, por la noche, llegarías a casa para repetir la hazaña en la alfombra de la sala. Pero en realidad, el único botón que tú quieres apretar en las mañanas es el de la alarma del reloj despertador; y cuando regresas por la noche prefieres colapsar sobre el sillón de la sala para ver televisión, en lugar de buscar un orgasmo sobre la alfombra. Eso no significa que tengas un problema –inclusive, más bien lo que significa es que eres humana–. Es natural para tu libido tener altas y bajas, especialmente en una relación de muchos años. Entonces, ¿qué es lo que se considera el deseo normal para tener sexo? En la encuesta de la revista *Company*, el 85% de las lectoras que estaban en una relación formal dijeron tener sexo una vez a la semana, con el 35% de ellas haciéndolo 3 veces por semana. Sólo 3% de las mujeres en una relación lo hacían máximo una vez al mes, comparado con el 59% de las mujeres solteras. Pero si en ninguna de esas estadísticas suena como si fuera tu caso, no te preocupes –la mejor y única manera de definir si tu libido es normal es si estás satisfecha con la cantidad de veces que desearías tener sexo o que estás teniéndolo.

Si no estás satisfecha o han pasado semanas sin sentir ese cosquilleo, que normalmente sientes una vez al día, sería buena idea investigar la causa. No te alarmes, investigadores de la *University Collage London Medical School* sugieren que hasta la mitad de las mujeres tienen problemas sexuales en algún momento de su vida; y la pérdida de la libido puede ser causada por innumerables factores, de los cuales muchos pueden ser corregidos fácilmente. Estos son los cinco problemas más comunes, causantes de la pérdida del apetito sexual –además las cinco formas de poner la chispa a tu relación una vez más…

Principales problemas del deseo sexual

La píldora

En algunas mujeres la píldora puede afectar seriamente el deseo por el sexo. El problema principal es que la píldora eleva los niveles de una sustancia llamada globulina enlazante (*Binding Globulin*, SHBG), que impide que la hormona varonil, la testosterona, ayude a elevar el flujo sanguíneo hacia tus genitales y aumente tu sensibilidad. No es una sorpresa que sin testosterona prefieras cocinar un pastel que tener sexo. Además de afectar tus niveles de testosterona, algunas píldoras suprimen las hormonas de tus ovarios, lo que puede bajar aún más tu deseo sexual. De cualquier forma los científicos aún están realizando estudios al respecto. Otra razón podría ser que la píldora mantiene tus hormonas estables durante todo el ciclo –en lugar de hacer sentir a tu cuerpo como en la montaña rusa que sientes durante la ovulación y la menstruación.

Plan de acción: Cada píldora tiene diferente combinación de hormonas y hay decenas de fórmulas distintas, así que consulta a tu médico acerca de un cambio en la marca que usas actualmente. O puedes buscar otro método que no sea a base de hormonas, como el condón, dispositivos intrauterinos o el anillo vaginal, entre otros. Pero no asumas que tu falta de deseo sexual es por la píldora, particularmente si has estado tomando la misma fórmula por mucho tiempo sin tener problemas. Podría ser que tu vida sexual haya caído en un bache, en cuyo caso, necesitas hablar con tu pareja.

El estrés

El cansancio y el estrés son los principales enemigos de la libido, si estás preocupada por deudas, fechas para juntas de trabajo, o la discusión que acabas de tener con tu mamá, el sexo será la última cosa que pase por tu mente. Cuando estás estresada también segregas grandes cantidades de una hormona llamada cortisol y de adrenalina —el cortisol afecta tus niveles de testosterona; mientras que la adenalina desvía la sangre lejos de tus genitales—. Haz la suma y no es sorpresa que no puedas sentirte excitada.

> **Plan de acción:** Es bastante gracioso que cuando estás estresado es cuando el sexo es lo mejor que puedes hacer. No sólo desaloja hormonas que te hacen sentir bien, como la oxitocina, que ayuda a bajar los niveles de la hormona del estrés, sino que también te ayuda a aclarar tu mente, dándote el descanso físico y mental que tu cuerpo necesita. Si tú honestamente crees que no puedes tener un orgasmo después de un largo día en la oficina, y regularmente estás tan cansada hasta para sentirte aunque sea un poquito sexy, necesitas pensar en hacer un balance entre el trabajo y la vida. Trata de establecer un horario regular para dormir, empieza a hacer ejercicio (cualquier cosa que te relaje, como yoga, o algún otro deporte de contacto, como el boxeo o el karate), y arregla lo que sea necesario para relajarte y disfrutar del sexo. Si estás

demasiado cansada cuando llegas a tu casa, después de trabajar, trata el sexo matutino; o si los días entre semana son demasiado ocupados, aún queda una oportunidad para tener una sesión de sexo en domingo.

Antidepresivos

Aproximadamente una tercera parte de las personas que toman inhibidores selectivos como serotonina reuptake (SSRIs) –un nuevo tipo de antidepresivos– tienen problemas con su actividad sexual. Igual que la disminución de la libido, otros efectos influyen en la dificultad para llegar al clímax, o no poder llegar en absoluto.

Plan de acción: No dejes de tomar ningún medicamento sin consultar primero al doctor. Tienes varias opciones, como cambiar por algo diferente; tomar otra medicina para contrarrestar los efectos de los antidepresivos; disminuir un poco la dosis actual; o esperar algunos meses para mejorar la tolerancia de la droga, y que los efectos secundarios desaparezcan. Consultar al respecto con tu pareja es muy importante, también en esta situación, ya que sería muy fácil para tu pareja pensar que el problema es de él. Trata de inyectar algo de romance en tu relación, póngase de acuerdo en una nueva regla que estipule que los juegos y las caricias sexuales no necesariamente tienen que acabar en sexo, y sé paciente. Algunas veces, a lo mejor no estás pensando en sexo, pero después de un poco de juego y caricias (y un buen masaje) a lo mejor te encuentras con una placentera sorpresa y tu cuerpo cambia de opinión y se alista para entrar en acción.

Problemas en la relación

Ya sea algo pequeño, como la discusión acerca de quién va a lavar la ropa, o algo potencialmente destructivo en la relación, como el adulterio, el enojo y el resentimiento son los dos problemas más graves para la libido. El buen sexo –o cualquier sexo– se basa en diversión, relajación y en dejarse ir y disfrutar el momento, así que si tienes un problema en tu relación, los días sin intimidad se pueden volver semanas y antes de que te des cuenta, la ausencia de sexo será sólo una cosa más para discutir.

Plan de acción: Todas las relaciones requieren ser alimentadas de vez en cuando, y hasta que no hables abiertamente de los problemas que te molestan, es probable que no tengas interés en el sexo. Siéntense y hablen del conflicto, ventilen los problemas y verdaderamente escuchen lo que piensan los dos (eso quiere decir nada de mala manera, regaños, gritos o destrozar la casa). Si lo ves muy difícil, a lo mejor deberían de ver a un consejero matrimonial para que les ayude a volver al camino correcto. Una vez que hayan sacado todo lo de adentro, eviten llegar al mismo error otra vez, reservándose un par de días a la semana para la relación entre ustedes. Pásenla bien relajándose, compartiendo una botella de vino, o simplemente platicando. ¿Quién sabe en qué terminará la noche?

PROBLEMAS MÉDICOS

Los problemas con la tiroides, el nivel del colesterol, y la presión sanguínea pueden desaparecer tu libido, afectando la circulación de la sangre, los nervios y los niveles hormonales. La anemia –particularmente común en mujeres con menstruaciones fuertes– también es culpable. Simplemente es la insuficiencia de glóbulos rojos en la sangre, mismos que tienen la función de repartir oxígeno en todo el cuerpo. Insuficiente oxígeno en la sangre te puede hacer sentir cansada de tal manera que no quieres hacer nada, ni quieres que se te moleste, y puede despedazar tus deseos sexuales.

Plan de acción: Eleva tus niveles de hierro, comiendo más carne, huevos, cereales con hierro, hojas de vegetales verdes, como la espinaca. También puedes pedir en tu farmacia algún suplemento de hierro. Si eso no es suficiente, informa a tu doctor sobre la pérdida de deseo sexual, y pídele que te haga un examen completo para prevenir cualquier problema.

Los cinco destructores de la libido

Ejercicio

Si tu libido está decreciendo, es un buen momento para buscar la vieja credencial del gimnasio. Quemar calorías fuera del dormitorio está probado que te pone de humor para el sexo, puesto que el ejercicio secreta químicos que te hacen sentir bien (endorfina) en tu flujo sanguíneo. El ejercicio constante eleva tus niveles de energía y resistencia, ayuda a balancear tus hormonas y tiene un efecto positivo en tu imagen —todo esto se suma al incremento del deseo sexual.

Plan de acción: No hay salida, necesitas empezar a hacer ejercicio. Y no tienes que correr por horas en los aparatos del gimnasio —cualquier tipo de ejercicio que acelere tu corazón y te haga sudar es suficiente—. Si no te gustan los gimnasios, intenta unas clases de tenis o *squash*, correr, nadar, o juegos de equipo. Verás la diferencia en un par de semanas.

Recetas herbales

Ciertas hierbas han sido usadas por siglos para elevar la libido de hombres y mujeres, y aunque pocas se ha probado que realmente sirven, en pruebas clínicas, seguidores de estos remedios naturales han trasformado su deseo sexual. El más famoso, Dong Quai, usado en Europa, en la medicina oriental, es el que regula las hormonas e incrementa el torrente sanguíneo; la Damiana, un afrodisíaco antiguo que incrementa el deseo sexual; Muira

Puama, descubierta en el Amazonas y usada para el cansancio, el mejor funcionamiento del sistema nervioso, y aminora los cólicos menstruales; Ginkgo Biloba, que se supone incrementa la circulación y viene de el árbol llamado el "árbol de cabellos de doncella" (*Maidenhair tree*), una de especie de las más viejas conocidas; y la atinadamente llamada "hierva de cabra caliente" (*Horny Goat Weed*), usada en China por más de dos mil años para incrementar el nivel de testosterona.

Plan de acción: Aunque los remedios herbales parezcan inofensivos –y muchos de ellos sean una gran diversión cuando los usas– pueden interferir con ciertos medicamentos, como la píldora anticonceptiva y los antidepresivos; o con algún problema de salud como la presión alta. Tampoco es una buena idea mezclarlos e ingirirlos al mismo tiempo. Así que procede con cuidado, siempre consulta a tu médico antes de tomar algún remedio natural, y si experimentas cualquier síntoma inusual, deja de tomarlo inmediatamente. ¿Necesitas una sugerencia de cómo empezar? Trata con el aceite de onagra (*prime rose oil*), es menos fuerte que muchos otros remedios, y lo encuentras en tiendas naturistas y farmacias. Se usa generalmente para balancear los niveles hormonales, lo que con el tiempo puede incrementar tu libido nuevamente. Sé paciente, de cualquier forma los herbolarios te sugerirán tomarla por algunas semanas antes de sentir algún cambio.

Afrodisiacos

Llamados así en honor a Afrodita, la diosa griega del amor. La definición de la palabra "afrodisiaco" es "cualquier cosa que incremente el deseo sexual". Por siglos, mucho se ha hablado de las cualidades afrodisiacas del algunos alimentos, como el caviar, los plátano, vainilla, avena, mangos y ostiones (se dice que Casanova comía cincuenta ostiones al día para elevar su resistencia sexual), pero todavía el jurado no da su veredicto en cuanto a si realmente eleva la libido, o si sólo funciona porque deseas que funcione. De cualquier forma, lo que sí es una realidad es que algunos de los más conocidos afrodisiacos contienen vitaminas y minerales que ayudan a tener una mejor vida sexual. Los ostiones contienen zinc, elemento fundamental para mantener tus niveles de testosterona hasta el tope, como ninguna otra comida; el chocolate contiene fenilalanina, sustancia que hace reaccionar a la endorfina, el antidepresivo natural del cuerpo; mientras que los espárragos son de alto contenido de vitamina E, que ayuda a las hormonas sexuales y a la lubricación vaginal.

> **Plan de acción:** Prueba esto tú misma, planeando un comida afrodisiaca con tu pareja. Para empezar, tienes que tratar con los ostiones; seguidos por una buena carne acompañada con espárragos, ricos en zinc y hierro; al final una buena rebanada de pastel de chocolate. Para que el postre sea picante y seductor, no uses platos, úntalo sobre tu cuerpo y en el de él, y cómetelo lentamente, mientras él hace lo mismo. Ya sea que el chocolate funcione como afrodisiaco o no, ustedes de todas formas se divertirán en grande.

UNA DIETA BALANCEADA

Una buena nutrición es vital para la salud mental, física y sexual. Si tu cuerpo no tiene suficientes vitaminas, minerales y proteínas será difícil que funcione adecuadamente, lo que puede afectar tu libido. La falta de minerales, vitaminas u otras deficiencias nutricionales pueden llevarte a un desbalance hormonal, nervioso u orgánico; pérdida de energía y mala circulación –todo esto significa una baja en el deseo sexual–. Los científicos también creen que el sobrepeso puede afectar la libido, así que, perdiendo aunque sea unos kilitos y llevando un plan de ejercicios podrías nivelar a las hormonas y ponerlas en acción.

> **Plan de acción:** Llena tu refrigerador y alacena con comidas que incrementen tu libido. Trata de obtener una

buena combinación de proteínas (nueces, carnes de pollo o pavo), compleméntalo con carbohidratos (granos y cereales), y con toneladas de frutas frescas y verduras. ¿Quieres trabajar en un objetivo específico? Para balancear el nivel de azúcar, trata de comer carnes llenas de cromo y granos; para la energía, vitamina B, come arroz, cereales, pescado, lácteos; para el nivel de tus hormonas sexuales opta por comidas ricas en vitaminas antioxidantes A, C, y E, que se encuentra en las hojas de los vegetales verdes, frutas, nueces, y semillas; para incrementar la circulación, come cebollas y ajo; y para elevar tu nivel de testosterona, mariscos de concha, calabaza, granos y pollo, que están repletos de zinc. ¿Quieres más? Pregunta en la farmacia por un buen suplemento vitamínico, pero recuerda, no es un sustituto de la comida real. Ah, y si de veras quieres ver resultados, trata dejar de beber alcohol, tomar café o fumar —ellos deshacen todo el trabajo, destruyendo nutrientes vitales y los deseos por tener sexo.

Erotismo

¿Necesitas ayuda en los asuntos de la cama? Estimular tu cerebro —algunas veces llamado el órgano sexual más grande— con la vista o la lectura puede ser algo muy excitante; poniéndote de humor mentalmente, y preparando tu cuerpo para un verdadero y delicioso orgasmo. Esto no significa que tiene que ser una película XXX, podrás encontrar alguna escena muy sensual en una película perfectamente respetable o un capítulo picoso de un libro; algunas veces lo que menos te imaginas lo puede lograr (y hasta mejor).

> **Plan de acción:** Descubre lo que realmente te excita. El erotismo tiene una mala reputación, pero es muy diferente a la pornografía —las cosas de buena clase están en una categoría propia—. Picosas y sensuales, más que sucias y vulgares, existen cientos de historias escritas por mujeres

para mujeres; y hasta las directoras de cine pornográfico hacen una gran cantidad de películas en las que se enfocan en el placer de la mujer, y no en la medida del equipo sexual masculino, o las pelotas de playa llenas de silicón de las actrices. Pero si no estás segura por dónde empezar, busca en la sección de erotismo en la librería, o visita alguna tienda de erotismo de buen gusto; o entra a la red de Internet para ver algunos videos. Una vez que hayas encontrado algo que apriete tus botones, piensa en compartirlo con tu pareja. ¡Es poco probable que se queje!

Alcohol –heroe o villano del deseo sexual

¿Alguna vez te has preguntado por qué algunas mujeres dicen que "un trago o dos" las excita sexualmente, mientras que otras no pueden ni siquiera alcanzar el orgasmo sin importar cuanto lo intenten? Bien, ni los expertos están verdaderamente seguros de por qué pasa esto. En un estudio, el 60% de las mujeres entrevistadas respondió que el alcohol las ayudó a sobrepasar sus inhibiciones; mientras que el 45% contestó que así era más placentero. Sin embargo algunos científicos creen que ese incremento de la libido puede ser sólo su imaginación. Cuando las mujeres voluntarias vieron una película erótica completamente sobrias, casi todas declararon que no se excitaron mucho; cuando se les dieron un par de bebidas alcohólicas dijeron haberse "calentado" bastante. Sin embargo, los signos de excitación, como el incremento del flujo sanguíneo y la secreción de mucosa en la vagina, habían aminorado después de la bebida alcohólica y aumentado después de ver la película.

Esto explica el porqué después de dos o tres tragos podemos hacer que el orgasmo dure más tiempo –nuestra mente está dispuesta, pero nuestro cuerpo no–. Por otra parte también, en el mismo estudio, se encontró que el orgasmo puede prolongarse más cuando estás casada y lo disfrutamos más cuando sucede en el matrimonio, probablemente porque no hay ningún impedimento. La otra teoría involucra a las hormonas, pequeñas cantidades de alcohol pueden elevar temporalmente los niveles de testosterona, y por consiguiente el deseo sexual.

El efecto es aparentemente más fuerte en las mujeres ovulando o que usan la "píldora", ya que ellas tienen bajos niveles de testosterona en esa etapa de su ciclo.

Pero sea la razón que sea, es una realidad que si crees que eres sexy, te sientes sexy. Así que si uno o dos vasos de vino te hacen disfrutar más del sexo, ¡adelante!

Y AHORA USTEDES...

Tu ciclo menstrual es único para ti, así que les pregunté a cinco mujeres que nos revelaran la manera en que la libido afecta sus orgasmos:

> La semana antes y la semana después de mi periodo, me siento más sexual de lo común. No afecta que llegue o no al orgasmo, pero definitivamente llego al clímax más rápido.
>
> **Holanda, 27**
>
> Mi ciclo menstrual tiene un efecto mayor en mi libido. Yo me exito muchísimo un día antes que mi periodo inicie –puedo garantizar un orgasmo en esos días.
>
> **Kay, 25**
>
> La probabilidad de llegar al orgasmo siempre es bastante buena, pero definitivamente me caliento más en diferentes etapas de mi ciclo, mis orgasmos llegan hasta el cielo. El primer día de mi

periodo es el único día en el que no estoy de buen humor, de cualquier forma estoy bastante inflamada.

Doona, 28

Yo en lo particular no tengo un gran deseo sexual, pero cada mes, como reloj, estoy desesperada por tener sexo el día después de que mi periodo termina. No sé si es por mis hormonas, o sólo porque ya no me siento inflamada o incómoda, pero definitivamente estoy lista y ansiosa por empezar.

Lou, 29

Cuando estoy en mi periodo me dan ganas de tener sexo más de lo normal. Y definitivamente aumenta y estimula mis orgasmos. Otras veces, cuando mi libido está baja, me toma más tiempo llegar al orgasmo, y son mucho menos intensos.

Michelle Anne, 26

Capítulo 4
Sólo para principiantes

Mi mejor orgasmo...

El sexo nunca me había parecido tan explosivo hasta que leí un artículo que hablaba sobre la importancia de decirle a tu pareja exactamente lo que quieres. Así que la siguiente vez que mi novio Luke y yo estábamos empezando a juguetear, le dije que me gustaría que besara todo mi cuerpo, entre más tiempo nos pasamos jugando y tocándonos el uno al otro, mejores eran lo orgasmos. Ahora pasamos horas y horas sólo acariciándonos y jugando antes de llegar al siguiente paso. ¡Es maravilloso!

Carrie, 20

Juegos y caricias —¿por qué los necesitas?

El juego sexual es como el calentamiento antes de hacer ejercicio. Es fácil de pasarlo por alto, y entonces tu cuerpo no estará completamente listo para el evento principal, y definitivamente no obtendrás los mejores resultados. No es como cuando iniciaste tu relación, cuando a ambos les encantaba besarse, abrazarse y explorar el cuerpo de cada uno, porque al pasar del tiempo el intrigante deseo se apaga; ambos asumen que saben lo que el otro desea hacer en la cama, y antes de que se den cuenta, todo ese delicioso juego sexual de besos y caricias ha pasado a ser reemplazado por un desinteresado y desganado coito de cinco segundos.

Parte del problema es que nosotras las mujeres nos tardamos, en promedio, veinte minutos o más para estar lo suficientemente excitadas para llegar al clímax, mientras que los hombres pueden estar listo en segundos. Muy bien, los "rapidines" pueden ser fantásticos de vez en cuando, pero la verdad es que si quieres un orgasmo más satisfactorio, y tener sexo orgásmico, prolongar los juegos y caricias es vital.

Es fácil sentirse apenada o egoísta por pedirle a tu pareja que baje el ritmo, que espere, pero no deberías sentirte así. Mientras que el principio del punto de erección es el mismo en ambos sexos —la sangre fluye con más fuerza en nuestro cuerpo— los efectos son muy diferentes. Para los hombres la sangre fluye rápidamente a la cabeza de su pene, dándole las primeras punzadas de la erección, y enfocando sus sensaciones en sus genitales.

Como la punta de su pene está llena de terminaciones nerviosas, no es ninguna novedad que la mayoría de los hombre se puedan estimular rapidísimo —de preferencia penetrándote.

Sin embargo, para la mujer la sensación que ocurre es mucho más compleja. Después de que empieza la lubricación vaginal, el torrente sanguíneo hace que todo su cuerpo —no sólo sus genitales— sea mucho más receptivo a las caricias. Por eso cuando él toca el interior de tus muslos, o te besa los senos, puedes sentir como si una descarga de corriente eléctrica pasara por todo tu cuerpo. Pruebas científicas muestran que cuando hablamos de la sensibilidad de la piel, hasta la mujer menos sensitiva lo es más que la mayoría de los hombres. Nadie está seguro si esto es físico o mental —pero el hecho es que somos muy diferentes a los hombres cuando se trata de prepararse para el sexo.

Una vez que entiendes estas diferencias en lo que se refiere al tiempo requerido para la erección, puedes comprender que la mujer necesita más tiempo para excitarse. Muchos hombres erróneamente asumen que la mujer se excita de la misma forma que ellos, porque hacen un viaje directo a tu clítoris con la esperanza de llegar a ganar el trofeo lo más pronto posible. Por otra parte las mujeres no entienden por qué los hombres están tan apresurados en una carrera por llegar al orgasmo cuando podrían aprovechar la satisfacción de disfrutar de todo el cuerpo de su pareja. Con razón muchas veces acabamos frustradas. El mensaje es claro, nunca es demasiado el tiempo para los juegos de placer. Y eso incluye de todo, desde un sensual y seductivo susurro en tu oído, la forma de desvestirse, o hasta un beso, o sexo oral. No sólo disfrutarás más todas las experiencias si te permites dar un generoso aperitivo, sino que también te será más fácil llegar al orgasmo. Una vez que le entre esto en la cabeza a tu pareja, tú estarás feliz, sonriendo y jadeando.

El plan de tres pasos
para más juegos y caricias

A nadie le gusta escuchar que su desempeño sexual no es lo suficientemente bueno. ¿Cómo le dices a tu pareja que quieres más caricias y emociones? La respuesta es, teniendo mucho tacto y de una forma inteligente…

El momento preciso

No vayas a comentarle sobre los juegos sexuales y caricias que te gustarían en la cama, inmediatamente después de haber tenido un orgasmo, cuando se está arrullando por el embrujo del clímax. Déjalo que se sienta bien de sus proezas en la cama. Si lo hicieras él pondría los pies en la tierra de un trancazo, y esto lo lastimaría y lo haría enojar de tal manera que le sería difícil escuchar y entender tu punto de vista. Así que, habla de este tema fuera del dormitorio, en una cena romántica, cuando estén recostados en el sofá o hasta cuando te estés lavando la cara en el baño. ¿No estás segura de cómo decirlo? Probablemente ayudaría decírselo dándole muchas vueltas al asunto. Podrías comentarle que leíste en una revista acerca de una nueva técnica en juegos sexuales para parejas; llévalo a ver una película particularmente sensual; o lee un voz alta un pasaje sexy de un libro; o descríbele algún sueño erótico o fantasía que has tenido, cargada de sexo y lujuria, y "bromea" con él platicándole lo que te gustaría hacer algún día. Quién sabe, con suerte y él también tendrá algunas sugerencias similares…

Dale una señal

Las acciones hablan más que las palabras, y si su mano no está exactamente en el lugar correcto, no temas movérsela para acomodarla en el lugar preciso que tú quieres. También puedes decirle cuando está haciendo algo que te agrada. Susurra, empieza a gemir y dale ánimos, quizás diciéndole cosas como, "sí, sí", "así", "no te detengas", él estará tan contento con tu respuesta que querrá hacerlo otra vez en su siguiente oportunidad –con la gran esperanza de obtener todavía una mejor respuesta, probando algunas otras caricias en el futuro.

Hablando de tus sentimientos

Reconocer cuáles son tus pensamientos y sentimientos sobre el sexo algunas veces puede ser un gran tema para la discusión. Por ejemplo si no te gusta o encuentras difícil el sexo oral, díselo y pídele algunos consejos. Esperemos que también él confiese que le gustaría saber tus deseos para complacerte mejor. Vale la pena recordar que se necesita de dos para tener un buen sexo. Si quieres que él afine y mejore sus juegos sexuales y caricias antes de la penetración, tú también necesitas prepararte para mejorar tu desempeño. La buena noticia es que en esto de los juegos y las caricias, no hay ni aciertos, ni errores, y se vale de todo siempre y cuando les dé placer a ambos (y ¡que sea legal!).

Treinta excelentes consejos para el jugueteo sexual —fajar

El buen sexo es acerca de crecer, mejorar, experimentar. Pero a veces es difícil saber por dónde empezar; o, si has estado con tu pareja, cómo mejorar y avanzar a cosas nuevas. Si buscas inspiración para juguetear en la cama, trata algunas de estas treinta maneras de excitarse mutuamente (cuéntalas mientras lo haces) y verás que dan un placer que garantiza que al final llegarán a un fuerte y extenso orgasmo –el sexo nunca más será aburrido para ti...

1. Saquen las plumas

Marca pequeños números en los lugares favoritos de tu cuerpo –en cualquier parte–, desde la punta de los dedos de tus pies hasta tu cuello. Después reta a tu novio a encontrarlos en el orden correcto, usando su lengua. Cuando lo esté haciendo pídele que juegue contigo en esa región por lo menos cinco minutos. Para cuando lleguen al número cuatro ya deberías estar lista para empezar la verdadera ¡acción!

2. Abre tu bolsa de cosméticos

Utiliza lápices labiales o bálsamos de menta, que hacen que tus labios se hinchen y cosquillen, pueden tener el mismo efecto en tus pezones. Unta un poco en ellos ¡y acuéstate a disfrutar!

3. Cambia sus dedos por su pene

La cabeza del pene de tu novio es la parte de su cuerpo con una piel tan suave como la seda. Si tu novio tiene las manos ásperas como lija industrial, hazlo que toque tu pezones, muslos y genitales con su pene, en lugar de con sus manos.

4. Compra comida para juegos y caricias

Compra en el supermercado todos los ingredientes necesarios para una fiesta privada. Para iniciar déjalo que te dé en la boca algunas fresas, o que provoque a tus pezones tocándolos suavemente con uvas congeladas, o deja correr miel en tus muslos antes de que él los empiece a lamer lentamente. ¡Delicioso!

5. Contrátalo como tu masajista

Pon una toalla en tu cama, dale una botella de aceite para masaje y acuéstate para que te monte y se ponga a trabajar con sus manos sobre tu cuerpo desnudo. Si tiene la tendencia de apresurarse e intenta más acción antes del tiempo que tú deseas, pon un CD y dile que no puede tomar el premio mayor hasta la canción numero tres.

6. Un masajito en el abdomen

Antes de que el encuentro se ponga muy caliente, pídele que te frote el estómago suavemente (como a siete centímetros debajo del ombligo). Esto ayuda a estimular el torrente sanguíneo hacia tu clítoris y vagina, haciéndote sentir deliciosamente vibrante y lista para la acción.

7. Renta una película sensual

Olvídate de películas pornográficas vulgares, con poca clase, y mejor ponte de buen humor con películas como las de Hollywood, con alguna trama y no sólo de sexo tales como: *9 ½ semanas* (con la escena del famoso festín nocturno), *Bound* (si te gustan escenas sensuales entre mujeres), o *Betty Blue* (¡con escenas candentes en por lo menos diez minutos!)

8. Haz de su pene un vibrador

Ponle un aro vibrador en el pene (los encuentras en las *sex shops*, farmacias o en Internet), préndelo y hazlo tocarte con él todo tu cuerpo, y como las baterías duran alrededor de veinte minutos, puedes poner una nueva regla: él no puede penetrarte hasta que las baterías ya casi se hayan acabado.

9. Sube la temperatura

Métanse a la tina con agua caliente, o al *jacuzzi*, o también puedes hacer algo de ejercicio antes del sexo. El calor hará que tu sangre empiece a fluir con más fuerza, relajando tus músculos para el evento principal.

10. Véanse al espejo

Si has tenido sexo frente a un espejo, ya tienes idea de lo difícil que es hacerlo; te la pasas riéndote y bromeando, por lo que no puedes apreciarlo y disfrutarlo propiamente. Pero verse fajar, jugar y acariciarse mutuamente es otra cosa completamente diferente. Los movimientos y caricias suaves y lentas frente al espejo son excelentes para que también las disfrutemos a través de nuestros ojos.

11. ¿Te cuento un cuento antes de dormir?

Lee en voz alta una historia de la serie *Black Lace & Wicked Words* (*Encaje negro y palabras embrujadas*) que publica excelentes títulos con un buen nivel de sensualidad y erotismo. También escriban sus propias historias y léanselas uno al otro mientras estén desnudos. Apuesto que no pasarán de las primeras líneas.

12. Saca el aceite de bebé

La próxima vez que tu pareja te esté besando los pezones, hazlo que te dé un masaje en el otro seno con aceite de bebé; sentirás como que te están besando ambos pezones al mismo tiempo. ¡Genial!

13. Usa condones ribeteados

Pídele a tu pareja que te dé un masaje alterno, poniéndose un condón ribeteado, y que te toque suavemente a los lados de tu clítoris y vagina. Si gustan también pueden usar aceite, pero como esto puede romper el condón, asegúrense de usar un condón nuevo antes de que te penetre para el orgasmo.

14. Tántrico

Los fanáticos del sexo tántrico dicen que al verse el uno al otro a los ojos por diez minutos durante el sexo, promueven un sentimiento de seguridad e intimidad esencial para el orgasmo. Siéntense frente a frente y véanse a los ojos por diez minutos sin hablar. Sus manos pueden tocarte y jugar en cualquier parte de tu cuerpo, pero traten de mantener las manos alejadas de sus genitales el mayor tiempo posible.

15. Prueba un orgasmo usando crema orgásmica

Puede sonar un poco raro, pero su uso es muy similar al de las cremas lubricantes, sólo que te da un poco más la sensación de cosquilleo. Pon un poco en tu clítoris y el mentol que contiene provocará que fluya más la sangre en tu vagina, haciéndote sentir caliente, y más sensible a sus caricias. Puedes adquirirla en Internet o en las tiendas especializadas en artículos sexuales.

16. Abre una botella de champán

Compra una botella (o dos si te sientes caliente y con ganas), tomen turnos vertiéndola sobre sus cuerpos y lamiéndosela lentamente. Haz que el champán escurra y te gotee sobre tus pezones, mientras tú se la viertes y le lames su pene –sabe delicioso y las pequeñas burbujas se sienten de ensueño.

17. Chúpense y lámense los labios cuando se besen

Los hindúes de la antigüedad creían que el labio inferior de la boca estaba conectado a los genitales –así que trabajando allá arriba puedes prender el motor de allá abajo.

18. Acérquense más a la intimidad pidiéndole que te rasure allá abajo

Que él te rasure allá abajo no sólo hará más íntima su relación, sino que también podrán generar más fricción durante el coito, lo que quiere decir que tu clítoris tendrá más acción. Sólo una advertencia: ¡que esté sobrio cuando le des el rastrillo!

19. Participa en el juego

Esto puede sonar tonto, pero los juegos de mesa sexuales (Internet o la *sex shop*) pueden hacer desaparecer tus inhibiciones más rápido que una botella de vino. Los juegos por lo general empiezan con preguntas inocentes, con preguntas como lo que les gusta y no les gusta de su relación, después las cosas se calientan, y se llega al final del juego con instrucciones como "masajea los genitales de tu novio". Es la excusa perfecta para probar cosas nuevas.

20. Disfruta un diferente tipo de sexo oral —haciendo que tu pareja te chupe muy suavemente tu clítoris

Él nunca debe de soplarte en la vagina (puede causar peligrosas burbujas de aire), pero lamerte y soplarte un poco más arriba de tu vagina, en el clítoris, se siente riquísimo.

21. El baño de tina

Muy bien, no hay mucho lugar para maniobrar cuando son dos en la tina, pero ése es precisamente el punto. Esto se trata de movimientos acompasados, leves, lentos y sensuales. Toma una barra de jabón, y cuidadosamente lávense el uno al otro, tomando especial atención a sus partes sexuales. Para cuando empiecen a secarse con unas suaves y acolchonadas toallas aromatizadas, estarás más que lista para dirigirte al dormitorio y terminar con lo empezado.

22. Experimenten el toque

En lugar de usar siempre la misma técnica, sugiérele a tu pareja que alterne sus penetrantes movimientos de cadera, con suaves besitos de mariposa y dulces chupetes. El cambio de sensaciones hará que la punta de los filamentos nerviosos de tu piel se exciten inmediatamente, alistándose para llegar al final.

23. Dale tu vibrador a tu pareja

Pídele a tu pareja que use el vibrador en la graduación más baja para deleitarte tocando tus pezones, cuello y hasta los labios. Sólo recuerda hacerlo lentamente –si es muy intenso, pídele que transmita la vibración a través de sus dedos–. Una buena cantidad de lubricante puede hacer la sensación muy agradable.

24. Haz del congelador un amigo

Todos sabemos que los cubos de hielo y el sexo oral son una buena idea, pero ¿qué más vamos a hacer con tu placer? Dile a tu pareja que te excite con un cubito de hielo entre cada beso y caricia, rozándote suavemente en tus lugares más sensitivos, en especial tus senos y pezones.

25. Lista para la guerra

Algún día ve a la oficina a trabajar sin ropa interior, y díselo a tu pareja justo antes de salir. Tu mente (y la de él) estarán enfocadas en tus partes privadas a lo largo del día. Para cuando llegues a tu casa, ambos estarán listos para una sesión de sexo extraordinaria.

26. Doble diversión: El mito de que los hombres no pueden ser multifuncionales

Pídele que use sus manos de diferentes maneras, podría estar usando una jugando con tu clítoris, mientras la otra gentilmente acaricia tu excitante muslo; o una mano en forma de copa tocando suavemente tu seno derecho, mientras la otra juega con tu pezón izquierdo. Se siente como si estuvieras en la cama con dos hombres en lugar de uno. ¡Un poco de fantasía no lastima a nadie!

28. Permítanse un poco de sexo maniatado (*bondage*)

No te espantes, no siempre tiene que involucrar cadenas y cuero. Cualquier bufanda hará el trabajo –sólo pídele que te amarre a los postes de la cama, y te bese todo el cuerpo... hasta las partes más sensitivas e íntimas–. Tú no te vas a poder resistir, ya que te puedes concentrar en todas las excitantes sensaciones sin tener que preocuparte por devolver el favor.

29. Hazlo en la oscuridad

Apaga las luces, cúbranse los ojos, y empiecen a besarse, tocarse y acariciarse todo el cuerpo. Como no pueden ver, tus otros sentidos responderán aumentando su sensibilidad, además están haciendo que el momento sea más divertido e interesante, especialmente porque estarás intrigada al no saber qué parte de tu cuerpo será la siguiente en deleitarse.

30. Tira los dados

Cubre dos dados con calcomanías, uno con partes del cuerpo como senos, muslos, estómago, cuello; y el otro con acciones tales como: besa, acaricia, toca. Toma y tira los dados y si de casualidad te llega a salir que "beses las nalgas", no digas que no te lo esperabas.

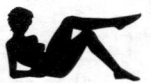

LA MEJOR GUÍA DEL SEXO ORAL
PARA ELLOS

El sexo oral puede ser la manera perfecta de hacer que tu cuerpo se prenda por completo. Bien hecho, se siente fantástico solo, o como preparación para la penetración. El único problema es que la mayoría de los hombres, Dios los bendiga, necesitan un poco de ayuda, animándolos para ir allá abajo. Así que deja esta página del libro abierta a ver si por suerte él la ve ¡y aprende algo!

LO BÁSICO

1. Haz el trabajo desde el principio. Vete con calma, tranquilízate y no te vayas directo al clítoris. Pon atención a toda la parte baja del cuerpo —incluyendo la parte baja de su estómago y el interior de sus muslos—. Piensa en darle únicamente besos y caricias suaves y tiernas en lugar de chupadas y mordidas.

2. Abre la ranura. Para facilitar las cosas desde un principio, ábrele los labios de la vagina con los dedos, para exponer el clítoris. Ahora, manteniendo la lengua lo más plana posible, córrela de arriba hacia abajo sobre sus labios vaginales, mantenla firme, pero con movimientos suaves, aumentando la presión poco a poco. Bésale la vagina como si fuera su boca —variando entre dulces chupaditas y largas y sensuales lamidas.

3. Practica el alfabeto. El mejor consejo para el sexo oral es imaginar que estas escribiendo el alfabeto con tu lengua sobre su vagina. Rosa su clítoris suavemente cada vez que pongas punto en la "i", y cruzas las "t". Ella no podrá predecir tu siguiente movimiento, haciendo todo el juego más excitante.

4. **Dale al blanco.** Escucha y observa por signos y señas, y una vez que ella esté lista, empieza a golpear suavemente su clítoris con tu lengua. Después pon su clítoris en tu boca y mueve la lengua en forma circular sobre su clítoris. Si tienes una buena respuesta de su parte podrías tratar de hacer un poco de succión también.

TRUCOS AVANZADOS

- **Clavado de nariz.** Usa tu nariz en lugar de tu lengua —la presión del hueso de la nariz se puede sentir fantástico.

- **De gran utilidad.** Para echar a andar sus fluidos juega con sus pezones, provoca sus muslos, frota su estómago o presiona la suave piel entre su ano y vagina mientras estas usando tu lengua.

- **En las rocas.** Chupar hielo o beber licor de menta, champán o te caliente antes de bajar puede hacer las cosas bastante divertidas.

LO QUE SE DEBE HACER, Y LO QUE NO SE DEBE HACER

Si:

- Penetra tu lengua como dardo en su vagina

- Zumba con tu boca sobre su vagina. Puede parecer extraño y loco, pero funciona.

- Evita dolores en la quijada, alternando tu boca con los dedos.

- Envuelve tus brazos al rededor de sus nalgas y abrázala hacia a ti.

No:

- No uses los dientes.
- Detente cuando esté cerca del clímax —o se desperdiciará todo el trabajo ya hecho.
- Sé penoso —esconde tu cara usándola toda ella.
- Toma sus gemidos como una señal de continuar con lo que estás haciendo. No para cambiar en lo más mínimo.

Y ahora ustedes...

Pedí a cinco mujeres que nos platicaran sobre sus íntimos secretos de los juegos sexuales ¡y no nos decepcionaron!

Siempre creí que lo pornográfico era sólo para los hombres, hasta que leí sobre una directora de cine porno llamada Anna Span. Compre una de sus películas en Internet, por pena de comprarla en la tienda. Al principio me sentí un poco incómoda, pero no pasó mucho tiempo antes de que me empezara a excitar. Desde entonces he comprado más películas, y he compartido el pequeño secreto con mi novio. Ahora vemos las películas juntos.

Natasha, 29

A mí me encanta disfrutar en el suspenso de los juegos sexuales. Así que yo empiezo lenta y gentilmente, primero jugando con el cabello de mi novio, mientras él hace lo mismo. El sentimiento es increíblemente sensual y al ir subiendo el tono de las caricias repentinamente empiezan a correr sentimientos de placer a través de todo mi cuerpo —mucho antes de llegar al platillo principal.

Kim, 23

Yo no estaba muy convencida cuando mi novio sugirió amarrarme como parte de nuestra sesión sexual, pero la idea se me quedó en la cabeza y me encontré con que estaba bastante excitada. Me metí a la red y compré un paquete con un juego de sumisión sexual para principiantes, que incluye un cubre ojos suavecito, y esposas de juguete para las muñecas y tobillos. Éstas eran de tela y velcro, así que me podía zafar en cualquier momento que se me antojara. Nunca nos arrepentiremos –inclusive, hace unos días compré un juego para sumisión sexual avanzada.

Ellie, 28

Un gran truco es usar tu lengua en lugares que normalmente no lo haces, como las muñecas, la espina dorsal o la parte de atrás de las rodillas. Después dale un cambio travieso y atrevido, nos damos cada uno una calificación, de tal forma que si te excitas mucho será un diez, y si la respuesta es más o menos, será un cuatro. Es la manera perfecta de aprender el modo de apretarse los botones correctos mutuamente.

Lucy, 23

Yo no soy una persona pervertida –en serio–, pero hace un par de meses, mi novio se puso medio brusco mientras me estaba bañando. Jugueteando le arrojé un poco de agua enjabonada, y él respondió dándome una nalgada. Lo admito, me excitó sobre manera, por lo que le pedí lo hiciera otra vez, si quería… Desde entonces hemos experimentado un poco más con nalgadas durante el sexo y ya forman parte de nuestras sesiones sexuales. Algo de esta experiencia es que en verdad nos excita, pero nunca me golpea lo suficientemente fuerte para dejar marcas.

Laura, 27

Capítulo 5
Entra a la zona

Mi mejor orgasmo...

Mi ex esposo me enseñó a usar todo mi cuerpo para el sexo, no sólo los clásicos lugares sexuales. Él me besaba de pies a cabeza. Encontré zonas erógenas que no sabía que existían, como un día cuando me estuvo besando y acariciando detrás de mis rodillas. Los orgasmos que tuve en esos días fueron de los mejores que he experimentado en mi vida.

Anna, 22

ENCONTRANDO TUS PIES, PEZONES, RODILLAS...

Mucha gente cree que las únicas zonas erógenas son los senos y los genitales, y están en un error. La definición oficial de zonas erógenas es "la parte del cuerpo sensible a la estimulación sexual", lo que significa que cualquier parte de tu cuerpo, desde los pies a la cabeza, puede ser una zona erógena si se siente bien cuando se toca, besa, lame o acaricia. La razón es que la piel está llena de terminaciones nerviosas, siendo algunas áreas más sensitivas que otras. Es un poco como tener abierta una línea directa hasta tus genitales; cuando dichas zonas son estimuladas, tu cerebro registra un sentimiento agradable y secreta hormonas que te hacen sentir bien, que ayudan para ponerte de buen humor y con ganas de sexo. La mejor parte es que no existe una regla en lo que a zonas erógenas se refiere, ya que son muy íntimos y son diferentes en cada persona. Ésa es la razón por la que a algunas mujeres les encanta que les susurres al oído y les toques las orejas, mientras que otras se vuelven locas cuando le tocas la espalda o las rodillas. También, algunas mujeres son tan sensitivas que todo su cuerpo es una verdadera zona erógena. ¡Suertudas!

Como tus zonas erógenas son únicas en ti, sólo las encontrarás experimentando. Puede parecer tonto jugar con tus brazos, tobillos o tu estómago, cuando podrías estar concentrada en las ya bien probadas rutas del placer, como tu clítoris, pero si no te das la oportunidad para experimentar, te podrías estar perdiendo de un placer extraordinario. También existen algunas zonas erógenas escondidas, como el punto "G" y el menos conocido punto "A", que están localizados dentro de tu cuerpo. Encontrarlos puede que tome tiempo, pero puede ser la clave para un mejor y más prolongado sexo, o para tener diferentes sensaciones de placer en el orgasmo. Así que, ¿qué estás esperando? Desconecta el teléfono, cierra las cortinas —contrata la ayuda de un hombre dispuesto, si hay alguno alrededor— y date a la misión de descubrir un poco más de tu cuerpo.

Para iniciar, aquí están las diez mejores zonas erógenas femeninas, dónde encontrarlas y cómo obtener el máximo de placer de ellas:

El pezón

¿QUÉ ES?

Las buenas noticias es que tienes dos de ellos. Esas dos protuberancias en el centro de tu seno, están llenas de terminaciones nerviosas y rodeados por un circulo de piel muy sensitiva de color oscuro, llamada areola. Los pezones están hechos de tejido eréctil, que se expande cuando estás excitada sexualmente o expuesta al frío (¡por eso parecen como dos cacahuates en tus playeras o blusa durante el invierno!). Algunas mujeres tienen los pezones más sensibles que otras, inclusive algunas dicen que pueden llegar al orgasmo sólo usando sus pezones si se tocan de la manera correcta por un buen rato. ¡Ah!, y olvídense del mito de que el tamaño cuenta, eso no tiene nada que ver con qué tan receptivos son. Los pezones pequeños pueden ser completamente eléctricos, mientras que los grandes pueden ser tan insensibles que no sienten ni una firme chupada (o viceversa).

¿CÓMO LO ENCUENTRO?

Pon tu dedo sobre la areola y muévelo en círculos alrededor del pezón —o pon dos dedos a los lados de manera que casi toquen al pezón—. Muévelos hacia delante y hacia atrás, o ábrelos y ciérralos, hasta que la piel se ponga dura y el pezón tenga una erección.

DALE AL PUNTO

A la mayoría de las mujeres les encanta que les toquen, besen y acaricien los pezones, pero aquí hay una técnica más avanzada, haz que tu novio toque tu pezón con un cubito de hielo, formando círculos alrededor, y después que lo caliente con su boca. Alternativamente también pídele que ponga sus labios sobre tu pezón, y los junte haciendo vacío. Si él los succiona suavemente hacia dentro y hacia fuera, el cambio de sensaciones deberá sentirse de ensueño.

"A mí me funciona"

> Mis senos y pezones crecieron considerablemente después de dar a luz a mi hija hace ocho meses. Ahora hasta el toque más suave envía una descarga eléctrica a mis órganos sexuales. En estos días por lo general estoy muy cansada para tener sexo, ya que todo el día me la paso corriendo y atendiendo a la bebé, pero mi esposo únicamente tiene que besar o lamer mis pezones por un par de minutos, y no importa qué tan cansada me sienta, de repente estoy de mejor humor y dispuesta a todo. Obviamente

que mi esposo está encantado –él solía ser un "hombre de entre piernas", pero ahora mis senos son el platillo principal.

Sara, 29

El cuello

¿En dónde se encuentra?

Es tan sensual como las joyas que las reinas lucían en sus mejores momentos. Probablemente ya sabías que la nuca –el área debajo de la línea donde empieza a crecer el cabello en tu cabeza– es una zona erógena; pero ¿sabías que toda tu nuca es una parte increíblemente sensitiva?

¿Cómo la encuentro?

La próxima vez que tú y tu pareja estén en un momento de pasión, pídele que corra sus dedos por tu cuello y la base de tu quijada. Cuando él encuentre el lugar exacto que te causa deliciosas cosquillas y escalofríos, a través de tu columna, díselo enseguida.

Pégale al blanco

Hazlo que deje tus labios por unos momentos, y que baje hacia tu cuello, besándolo suavemente y soplando sobre tu delicada piel. Si te sientes bien hasta le puedes permitir jugar con todo tu cuello –a menos que sea un vampiro, en cuyo caso mejor regresamos a los besos en la boca.

"A mí me funciona"

Yo descubrí lo sensitivo que es mi cuello gracias a mi novio actual. La primera vez repentinamente dejó de besarme en los labios y lentamente se fue bajando hacia mi cuello, besándomelo poco a poco en toda su extensión, me sentí tan excitada que creí que me desmayaba de placer. No sé por qué, pero por alguna razón mi cuello es increíblemente sensible. Cuando él me lo besa suavemente, mi cuerpo empieza a vibrar y mis dedos se encojen. Tonta de mí que se lo dije a mi novio, y ahora siempre que nos peleamos o quiere salirse con la suya, me besa el cuello y me hace estremecer y algunas veces hasta lo perdono.

Corin, 22

Las orejas

¿Qué son?

Aparentemente las orejas han sido consideradas zonas erógenas por siglos: no sólo son las puertas del órgano sexual más grande de nuestro cuerpo –el cerebro–, sino que gracias a la concentración de nervios, también son extremadamente sensibles al tacto. Algunos expertos van más adelante y hasta creen que durante el sexo las orejas también se llenan de sangre y se agrandan de la misma manera que el clítoris.

¿Cómo las encuentro?

Pídele a tu pareja que bese tus orejas, y también algunas veces que sople en tu oído suavemente, o toque los lóbulos dulcemente con sus labios o dientes. No te preocupes si no te excita en lo absoluto, a muchas mujeres les encanta que jueguen con sus orejas de esa manera, pero a otras les desagrada, igual que el ruido.

Dale al blanco

Calienta las cosas motivando a tu pareja a alternar dulces besos en tus orejas con sensuales murmullos llenos de amor y diciéndote por qué le encanta excitarte. De esa manera él podrá estimular tu mente y cuerpo al mismo tiempo, con un gran resultado.

"A mí me funciona"

Yo sé que algunas personas no soportan que jueguen con sus orejas o que se las toquen –de hecho, mi esposo lo odiaba– pero a mí me encanta. Mi parte favorita es cuando mi pareja corre sus dedos suavemente sobre los dobleces de mis orejas, o cubre sus dientes con sus labios y sensualmente me chupa y lame mis lóbulos durante el sexo.

Claire, 28

Los pies

¿QUÉ SON?

Bien, sabemos que no son la parte más atractiva de tu cuerpo, pero las miles de personas dedicadas a todo tipo de estudios de los pies (*fetishists*) no pueden estar mal. La piel en los talones está repleta de terminaciones nerviosas, particularmente sensibles al tacto —lo que nos dice que un masaje en los pies puede sentirse sorprendentemente sensual si se hace bien...

¿CÓMO LOS ENCUENTRO?

Lávate los pies con agua y jabón de esencias y agua caliente, después contrata a tu pareja. Dale una botella de aceite de bebé y ponlo a trabajar frotando tus pies como si los estuviera amasando, sin olvidar las plantas, los arcos y los dedos. Para descubrir las partes que te pueden excitar trata con un firme masaje usando los dedos y en especial el dedo pulgar. Él puede adaptar la técnica, ya que si te dan demasiadas cosquillas, la sensualidad se disolverá en espasmos de risa.

DALE AL BLANCO

Puede que suene un poco raro, pero una chupada de los dedos del pie puede ser bastante erótica. Que tu novio te bese y lama lentamente hacia arriba y hacia abajo la planta del pie, antes de meter tus dedos en su boca, uno por uno, y sacándolos lentamente. O te gusta, o lo odias, pero una cosa es segura, nunca sabrás hasta que lo pruebes.

"A mí me funciona"

Me encanta cuando mi esposo me da un masaje de pies. Me siento en la orilla de la cama, mientras que él se arrodilla frente a mí y me hace sentir increíblemente amada y consentida. Él usa mucho el aceite de bebé, y se toma su tiempo en cada centímetro, desde mis piernas, hasta mis dedos. Él sabe en qué áreas concentrar el masaje y qué tan duro frotar. Es la mejor manera de relajarse después de un largo día de trabajo, y me pone realmente de humor para el sexo.

Fi, 27

Las muñecas, codos y rodillas

¿Dónde se encuentran?

Las áreas suaves de la parte interna de tus muñecas, codos y rodillas son áreas muy sensitivas al tacto, la piel en esas áreas es particularmente delgada, lo que significa que las terminaciones nerviosas están cerca de la superficie.

¿Cómo los encuentro?

Corre tus dedos sobre la piel, experimentando con movimientos suaves, acompasados o con movimientos circulares. Tu novio te puede hacer el honor, alternando el uso de sus labios, lengua, una suave pluma de alguna ave, o hasta un pincel suave. El truco es usarlo con la menor presión, haciendo que las terminaciones nerviosas vibren con anticipación.

Dale al blanco

Prepara a tu pareja para una misión que consiste en explorar por todos los tesoros de tu cuerpo y las áreas sensuales, muchas veces olvidadas; al igual que tus muñecas, codos y rodillas, hazlo explorar los dobleces bajo tus nalgas y senos, la delicada piel detrás de tus orejas, y hasta tus brazos (sólo asegúrate de estar bien rasurada). Quién sabe, puede que él descubra una zona erógena completamente nueva para ti...

"A mí me funciona"

El año pasado mi novio y yo nos estábamos divirtiendo con un juego que me compré en Navidad y como yo perdí, en uno de los castigos él tenía que hacerme cosquillas en los codos y rodillas con algo suave; tomé una pluma de pavo real que tenía en mi sala y se la di para que la usara sobre mi cuerpo. Primero pensé que la idea sonaba medio estúpida, pero en segundos dejé de reírme ya que en cuanto sentí el roce de la pluma sobre mi piel, empecé a sentirme muy excitada. Confieso que inmediatamente nos olvidamos del juego de mesa y continuamos explorando con la pluma en otras áreas, y descubrimos otras nuevas e interesantes zonas erógenas. Ahora esto se ha vuelto parte del ritual.

Rachel, 25

Los labios

¿QUÉ SON?

La piel de tus labios es la más delgada de tu cuerpo, está formada por tan sólo cinco capas de células, comparadas con la piel de tu cuerpo que tiene aproximadamente dieciséis. Los labios tienen un gran número de terminaciones nerviosas, mismas que se encuentran cerca de la superficie y están concentradas alrededor de la línea exterior del labio; eso los hace super sensibles al tacto, calor y frío. Vistos como un símbolo sexual, desde los principios de la humanidad, se ha sugerido que la razón por la que los hombres son particularmente atraídos a los labios femeninos, es por su apariencia semejante a la vagina. Inclusive, los indígenas antiguos creían que el labio inferior de la mujer estaba conectado a su clítoris —lo que explica porque los besos apasionados pueden excitarte y prenderte en segundos.

¿**Cómo encontrarlos?**

¡Definitivamente, vas a necesitar de una pareja! Toda la gente besa de diferente manera, y lo que se siente sexy para algunas personas, puede que sea muy desagradable para otras, pero no te conformes sólo con besos franceses. Mezcla diferentes cosas como rozar los labios; soplando en ellos, mordisqueándolos; o chupándolos —esto atrae más sangre hacia ellos, haciéndolos sentir deliciosamente temblorosos.

Dale al blanco

Trata de concentrarte en el labio superior o inferior; o traten de besarse después de tomar algún licor caliente; o chupando un cubito de hielo —el placer con los cambios de temperatura te encantarán y te darán una gran satisfacción.

"A mí me funciona"

Soy una gran fanática del beso. No hay nada más excitante que el acercarte y besar a una persona que en verdad te guste. Hacerlo mal es horrible, pero si lo haces de manera correcta —no muy húmedo y con la presión exacta—, entonces se convierte en lo mejor del mundo. Nunca he podido estar con un tipo que no bese bonito; por fortuna, ¡mi novio actual se gana cinco estrellitas! Al igual que yo, es un gran fanático de los besos. Si soy totalmente honesta, y se me diera la opción, ¡preferiríra los besos al sexo!

Jennifer, 29

El punto U

¿**Qué es?**

Se encuentra a los lados de la salida de tu uretra. Algunos expertos afirman que si acaricias esta área con tus dedos húmedos, o con tu lengua, disfrutarás de un placer profundo e inesperado. ¡Caray!

¿CÓMO ENCONTRARLA?

El orificio de tu uretra se encuentra como a dos centímetros debajo de tu clítoris, arriba de la entrada vaginal.

DALE AL BLANCO

Lo mejor es poner tus dedos a los lados y moverlos en forma circular alrededor del punto "U" (o con la lengua de tu pareja), pero evita penetrar porque podría hacerte sentir más que incomoda. Para subir el tono un poco, mientras que él acaricia esa área, tú puedes participar estimulando tu clítoris al mismo tiempo. No te preocupes si no experimentas fuegos artificiales, de cualquier manera el punto "U" es una cosa muy personal, que al igual que el punto "G", o te encantan, o los odias. Pero nunca está por demás experimentar, ¿verdad?

"A mí me funciona"

Yo siempre he sido un poco especial en lo que respecta a mis partes privadas —nunca pensé que hubiera nada remotamente sexy en mi esfínter— hasta que mi novio se bajó un día por primera vez. Yo fantaseé como loca, noté que él sabía lo que esta-

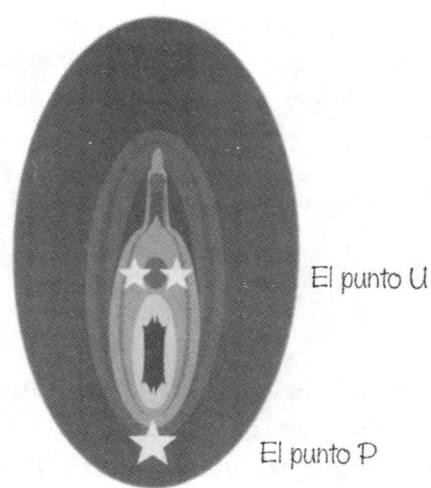

ba haciendo, y cuando su lengua empezó a lamer los lados de mi uretra, me tensé un poco, al principio, pero después no me quedó más que dejarlo seguir. Una vez que me dejé ir me sentí increíblemente sensual (probablemente porque la acción parecía prohibida, lo que sumó un poco de emoción al momento), y eso combinado con su excelente técnica en mis otras partes del cuerpo me hicieron llegar a un orgasmo como nunca antes. Ahora me impaciento por explorar territorios desconocidos...

Kim, 25

El punto "P"

¿Qué es?

La "P" es por "*perineon*" –el nombre en latín del área entre tu vagina y tu ano– mismo que está repleto de terminaciones nerviosas sumamente sensibles.

¿Cómo lo encuentro?

Es una pequeña pieza de suave piel, fácil de llegar a ella, y muchas veces olvidada. ¡Ah!, y tu hombre tiene uno, también en el mismo lugar –y si él te ayuda a encontrar el tuyo, puedes ofrecer devolverle el favor.

Pídele a tu pareja que oprima tu punto "P" firmemente, y disfrútalo. Si él continúa con pequeños movimientos similares, en el lugar correcto, el efecto puede darte un sorprendente placer. Pídele también que lo haga cuando estás en el momento del clímax o hazlo tú misma durante el sexo HTM (ver capítulo 7), ya que algunas mujeres llegan a sentir sus orgasmos más fuertes con esta técnica.

"A mí me funciona"

He escuchado que a los hombres les encanta que se les toque y oprima esta área durante el clímax, así que decidí probarlo con mi último novio. Él estaba tan sorprendido que ¡casi explota!

Observando el efecto que tuvo en él, me excité tanto que le pedí que me lo hiciera a mí y tuve mi orgasmo. Entonces entendí por qué le gusto tanto. ¡Fue excelente!

Jill, 23

El punto "A"

¿QUÉ ES?

También conocido como el punto "AFE" (*anterior fornix zone*), este pequeño punto caliente es una protuberancia formada por tejidos muy sensitivos en el interior de la vagina, justo arriba del cuello uterino. Lo admito, es difícil de encontrar, pero presionando esta área en el punto correcto es una de las maneras más rápidas de lubricar la vagina (piensa en esto como un faje de 10 segundos), y la estimulación directa puede producir intensas contracciones orgásmicas. Como un bono adicional, a diferencia del clítoris, el punto "A" no es tan sensible como el clítoris después del clímax –así que, una vez que encontraste el tesoro, tienes horas para disfrutarlo.

¿CÓMO LO ENCUENTRO?

Busca una pequeña protuberancia de piel suave y sensitiva al final de tu vagina, entre el cuello uterino y tu vejiga.

DALE AL BLANCO

Puedes comprar vibradores especiales, largos, delgados y curvos con una terminación en forma de una bala, que están diseñados específicamente para excitar tu punto "G", pero también pueden tocar tu punto "A" perfectamente.

"A mí me funciona"

Leí en Internet acerca del punto "A", y como mi esposo y yo somos muy abiertos en lo que a sexo se refiere, y nos encantan los desafíos en la cama, le pedí inmediatamente que intentara encontrarlo. No tuvimos mucha suerte con sus dedos, ni con los míos, pues no eran lo suficientemente largos; pero cuando lo intentamos con un juguete sexual llamado *La varita mágica*, yo definitivamente sí sentí algunas sensaciones diferentes, llegué al clímax verdaderamente rápido. Suena medio loco y perverso, pero sabiendo que estábamos haciendo algo tan experimental —yo confió en mi esposo al cien por ciento con las partes más sensitivas de mi cuerpo— fue muy excitante, así que no sé si encontramos mi punto "A" o no, pero definitivamente que ¡valió la pena tratar!

Megan, 31

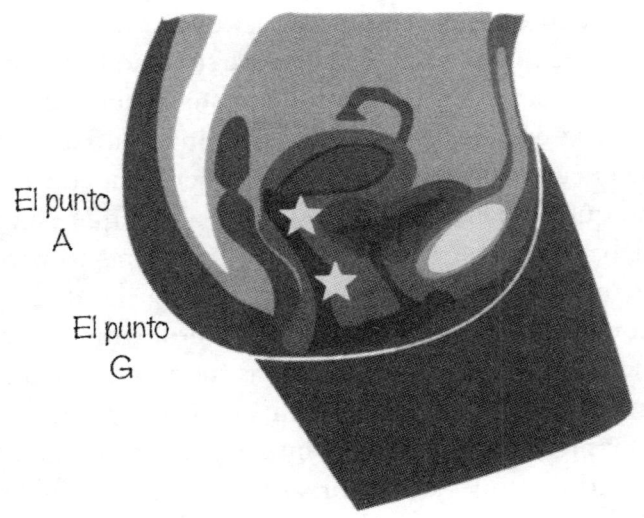

El punto A

El punto G

El punto "G"

¿Qué es?

La más famosa zona erógena de todas; el punto "G" fue nombrado en honor al científico Ernst Grafenberg en 1950. Es un cuerpo plano formado por delicados tejidos localizado dentro de la vagina, como a una tercera parte de la distancia de la entrada de la vagina hasta la pared frontal —cerca de tu estómago—. Algunos expertos aún discuten su existencia, y aseguran que Grafenberg estaba equivocado y que no a todas las mujeres les gusta ser estimuladas ahí —pero los devotos al punto "G", aseguran que produce una gran variedad de sensaciones de placer cuando llegas al clímax—. Algunas mujeres hasta eyaculan un liquido transparente durante el orgasmo en el punto "G" —no te preocupes, no es pipi, es sólo un fluido vaginal, y quiere decir que eres una mujer muy afortunada.

¿Cómo lo encuentras?

Es difícil que lo encuentres tú sola, así que la mejor manera es con la ayuda de tu pareja. Pídele que use su dedo índice o medio (con la palma hacia arriba) y empújalo suavemente a un tercio de la distancia entre la entrada de la vagina y la pared frontal, hasta que encuentre una pequeña protuberancia con forma de almendra, que se siente diferente a toda la piel que está alrededor. Él debe de mover sus dedos con unos leves movimientos circulares, o tocarlo suavemente con la yema del dedo exactamente en el punto. Si estás sola y tienes problemas encontrándolo, prueba presionando un poco más fuerte que cuando tocas el clítoris; poniendo tu mano en forma plana sobre el exterior de tu vagina y presionando gentilmente al mismo tiempo; o trata de encontrarlo después de un orgasmo, cuando el área está un poco inflada.

Dale al blanco

Tú puedes estimular tu punto "G" de cualquier forma, ya sea con coito o manualmente, usando los dedos o un vibrador especial curvado. Si tu pareja está usando la mano, acuéstate y acomoda unas almohadas debajo de tus nalgas para facilitarle el trabajo. Para alcanzar el punto "G" durante el sexo, opta por posiciones en las que tú estás arriba, o él entra por detrás.

"A mí me funciona"

Yo experimenté con mi punto "G" con mis compañeros sexuales, pero nunca me excité lo suficiente, hasta que mi novio actual me dio mi primer "Punto G-orgasmo" a la edad de veintiocho años. Tengo que estar completamente excitada, por lo que nos pasamos como media hora acariciándonos, entonces él penetra mi vagina con sus dedos y empieza a menearlos dentro de mí de una manera repetitiva y agradable. Una vez que él entra en su ritmo yo llego al clímax en minutos. Es un sentimiento muy diferente al orgasmo clitorial, mi cuerpo entero parece latir de una manera increíblemente intensa. Para hacer esto realmente necesito estar de humor, de cualquier forma no es algo que hacemos siempre que tenemos sexo, lo guardamos para ¡ocasiones especiales!

Olivia, 29

CIRUGÍA DEL PUNTO G

Los cirujanos plásticos siempre están buscando la manera de mejorar o aumentar lo que nos dio la naturaleza, y ahora existe una nueva operación para mejorar la vida sexual que ha llegado al Reino Unido y Norteamérica. Se trata del uso de colágenos similares a los que se usan para ensanchar los labios. Estos son inyectados en tu punto "G". Aparentemente el relleno provoca el aumento de la sensibilidad y hace más fácil darle al blanco durante el sexo. Antes de sacar la cartera vale la pena considerar que no a todo mundo le atrae "inflar" sus órganos internos. Y además, si te da una reacción alérgica, será una dolorosa experiencia. Si estás determinada a hacerlo de todas maneras, debes asegúrate de estar convencida de poder confiar a un hombre (doctor) tu punto "G" –la mayoría de los hombres tienen dificultad en encontrarlo, y si ni siquiera lo encuentran ¿cómo le van a meter una aguja?

"A mí me aumentaron mi punto G".

Sally, de 39 años de edad, pidió a su cirujano plástico que le diera una manita en el dormitorio.

Soy una creyente y fanática del Botox, y me encanta probar tratamientos de belleza que no impliquen una cirugía, así que el cirujano de la clínica local me ofreció un descuento en un tratamiento que incrementa la sensibilidad del clítoris en su punto "G" con una solución llamada ácido hialurónico, mismo que se utiliza para el relleno labial. Yo tenía novio y mi vida sexual era normal, pero no tan satisfactoria como pensaba que podría ser, así que decidí hacerme el tratamiento.

Sabía que no tendría una reacción alérgica puesto que con anterioridad ya me había inyectado los labios con dicha solución. Se me informó que el efecto de ese procedimiento era sólo temporal —después de tres o cuatro meses el efecto desaparece—. No obstante, el diez por ciento de las mujeres no sienten ningún cambio, ni obtienen beneficio alguno.

La inyección misma fue sólo como una pincelada. El cirujano untó crema anestésica en mi vagina, me recosté en un sillón y fijó entre mis piernas el aparato que se usa en el papanicolau. Una vez que el cirujano encontró mi punto G (aparentemente la piel en el punto G tiene diferente textura, es más áspera, como cáscara de naranja), le inyectó dos jeringas de relleno. El procedimiento tomó como veinticinco minutos, y luego tuve una sensación de ardor por un rato, me dolía un poco en el punto donde entró la aguja, pero después de aproximadamente media hora ya me sentía como si nada hubiera pasado.

Mi novio y yo esperamos un par de días antes de tener sexo, pero cuando lo hicimos, de inmediato sentí la diferencia, mis orgasmos mejoraron inmediatamente. Ahora mis amigas están impacientes por hacerse el procedimiento, inclusive una de ellas ya se lo hizo.

Los efectos ya pasaron y mi vida sexual regresó a la normalidad. El procedimiento no es barato, por lo que sólo lo volvería a hacer para una ocasión especial, con un cirujano al que le pueda confiar esa zona tan sensitiva.

Capítulo 6
Tomen sus posiciones

Mi mejor orgasmo...
Tuve un novio que cuando tenía una erección el pene se le doblaba un poco. No sé exactamente qué tocaba dentro de mí, pero en ciertas posiciones se sentía extraordinariamente —definitivamente mejor que con un pene recto—. Los orgasmos que me provocaba me cortaban la respiración.

Charlotte, 29

En sus marcas, listos, fuera...

No deberías de ser una gimnasta con brazos de acero y poderes sobrehumanos para tener una sesión de sexo. Pero aun así, libros como el *Kama Sutra* están repletos de posiciones más de yoga, que sexuales. Probablemente ésa sea la razón por la que la mayoría de las parejas sólo usan las posiciones favoritas ya conocidas y seguras como la del misionero, o la del perrito.

No obstante, mientras que éstas pueden ser efectivas, no siempre le dan al blanco, o no llegan a producir el resultado deseado, o sea, tu orgasmo. Por esta razón he estudiado y escogido de entre miles de posiciones sexuales que existen únicamente diez. Olvídate de incómodas contorsiones de circo, las posiciones que elegí están garantizadas de ser fáciles, satisfactorias y excelentes para alcanzar resultados orgásmicos sorprendentes. Para probarlas le pedí a dos parejas —una pareja en una nueva relación tipo "tómame aquí, ¡ya!", y a otra de una relación de mucho tiempo en la que ya se conocen íntimamente— que las pusieran en práctica…

LAS PRUEBAS:

La pareja nueva: Rachel, 23 y Bradley, 25, han estado juntos por un par de meses. Ellos describen su estilo en la cama como "apasionante y experimental".

La pareja en relación de largo tiempo: Josh, 34 y Lily, 28, han estado juntos por dos años. Ellos describen su relación como "frecuente, variada y de aventura".

LAS POSICIONES:

El tigre agachado

TOMEN SUS POSICIONES:

Arrodíllense, como lo harían en la posición de "perrito". Después tú dobla tu cintura hasta que estés sobre tus codos, y tu cabeza esté tocando la cama. Tu pareja te penetra por atrás.

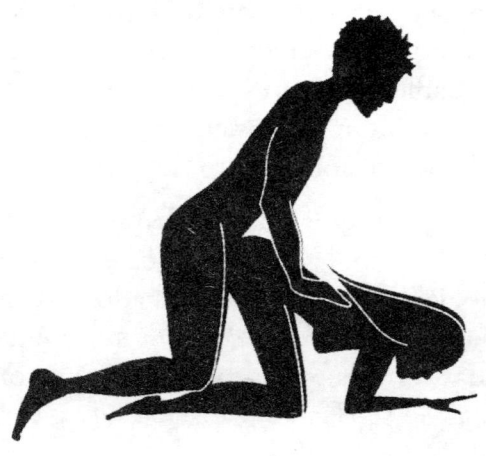

¿QUÉ SACO YO DE ESTO?

Esta posición es mucho más cómoda que el estilo de "perrito". Te puedes concentrar en una profunda y satisfactoria penetración sin hacer mucho esfuerzo, además con esta posición nunca podrás decir "ya se me cansaron los brazos", echando a andar toda la diversión.

¿QUÉ SACA ÉL DE ESTO?

Como estás hincada firmemente sobre la cama, tu pareja puede moverse libremente a su gusto y placer —además sus manos están libres para hacer lo que le plazca...

MOVIMIENTOS AVANZADOS:

Como estás en una posición estable, puedes sugerirle que use una de sus manos para excitar tu clítoris, obtendrás un beneficio ¡extra!

El veredicto de los participantes

Rachel: Esa posición se sintió increíble —y muy traviesa—, especialmente porque de todas formas no había nada que yo pudiera hacer, ya que Bradley tenía todo el control. Él me penetraba hasta lo más profundo, con firmeza y a buen ritmo, lo que me hizo llegar a un orgasmo muy intenso.

Bradley: ¡Fue brillante! Me sentí realmente en control, travieso y "sucio" —fue mucho más intenso que al estilo de "perrito"—. Definitivamente también le di al "clavo" de Rachel. Ésta fue una experiencia muy sexy, con un final feliz, que nos dejó con ganas de ir por el segundo... De ahora en adelante lo haremos con frecuencia.

Lily: Esta posición es una variante de la posición del "perrito", y la penetración más profunda verdaderamente trabaja muy bien, permite a Josh usar sus manos más de lo normal, porque yo estoy recargada sobre mis hombros en una posición firme sobre la cama.

Josh: Esta posición me sorprendió placenteramente ya que fue fantástica. Aunque de "perrito" es una de mis favoritas, fue bastante diferente, se sintió más estrecha, y me di cuenta que ni siquiera tuve que sostener sus nalgas ya que ella estaba en su posición firmemente, disfrutando más que de costumbre. De las posiciones que hemos probado ésta es una de mis favoritas, y mis orgasmos son bien intensos.

Las tijeras

TOMEN SUS POSICIONES:

Acuéstense en la posición del "misionero", con tu pareja arriba de ti. Él te penetra, y luego gira un poco, de manera que tu pelvis y la de él aún sigan tocándose, pero su cabeza y parte superior de su cuerpo queden a un lado de tu cuerpo, mientras que las piernas de los dos queden entrelazadas. Viéndose por arriba se verían como un par de tijeras abiertas.

¿QUÉ SACAS DE ESTO?

La presión hacia abajo en la zona púbica y clítoris crea una deliciosa fricción. Si prefieres sexo lento, ardiente y apasionado en lugar de "rapidines", te encantará esta posición donde va aumentando el placer con la fricción.

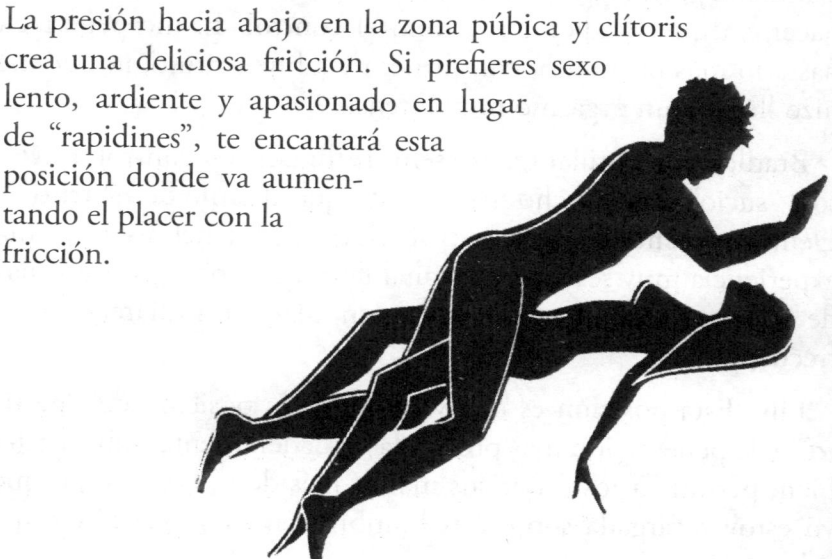

¿Qué saca él de esto?

El cambio de ángulo, junto con la presión del área púbica, les sorprenderá placenteramente.

Nivel avanzado:

Eleva tu pelvis para chocarla con la de él mientras te penetra para sentir más fricción y tengas unos resultados más explosivos.

Veredicto de los involucrados

Rachel: Esto fue realmente placentero. La pequeña diferencia en el ángulo en que me penetró Bradley me dio diferentes sensaciones al "misionero", y al sentirme verdaderamente relajada mi orgasmo fue mucho más intenso.

Bradley: Yo estaba placenteramente sorprendido por esta posición. Aunque no fue tan profunda, el cambio en el ángulo, y el hecho de que ella podía correr sus manos sobre de mí, me dio un excelente resultado.

Lily: A mí absolutamente me encantó, Josh me estuvo tocando en todos los lugares correctos, y me hizo tener un orgasmo bastante intenso; el hecho de que teníamos que movernos de forma lenta y acompasada incrementó la fricción.

Josh: Fue una posición un poco extraña al acostarse, me hizo sentir un poco metódico. Esta posición es más cómoda para las mujeres, pero de cualquier forma, me encargué de mi amada Lily, tocándola y acariciándola en todos los lugares que a ella le encantan.

El columpio

Tomen posiciones:

Tu pareja se acuesta de espaldas. Después te arrodillas a la altura de su pelvis, con tus piernas a los lados de su cuerpo, con las ro-

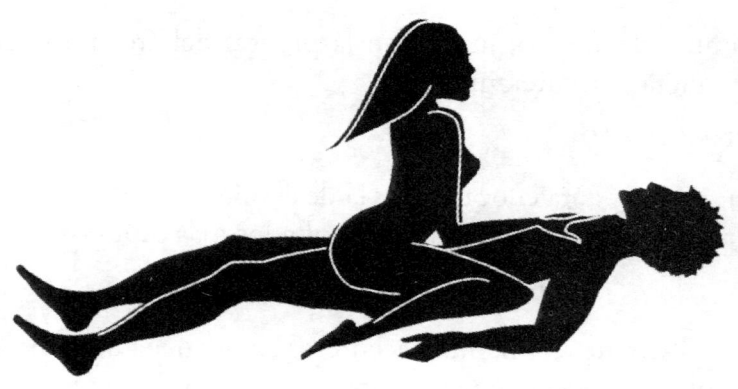

dillas y pies tocando la cama. Después baja las nalgas, acomoda su pene en tu vagina y coloca las palmas de tus manos sobre su abdomen. Ésta es la posición de inicio. Sin embargo, en lugar de movimientos de arriba para abajo, mueves tu hombros agachándote hacia delante, deslizando tus manos para arriba hacia su pecho –hasta que tu antebrazo casi lo toque, y moviendo su pene hacia arriba–. Después, lentamente echas tus hombros y cuerpo hacia atrás, empujando su pene hacia abajo, y regresas a la posición original. Repítelo hasta tomar un ritmo lento y acompasado.

¿QUÉ SACAS DE ESTO?

Cuando te mueves hacia adelante tu clítoris se está frotando contra su cuerpo, y conforme vas cambiando a la posición de estar sentanda, la cabeza de su pene se roza contra tu punto "G". Además estás en completo control, lo que asegura casi en un cien por ciento tu orgasmo.

¿QUÉ SACA ÉL DE ESTO?

Él sólo su recuesta mientras que su pene está recibiendo exquisitas y resbalosas sensaciones. ¿Qué más puede pedir?

Nivel avanzado:

Trata de exprimir tus músculos bajos de la pelvis (los mismos que usas cuando estás tratando de parar de hacer pipí a medio camino) mientras mueves su pene hacia arriba y hacia abajo. Esto apresurará tu orgasmo, y él estará en el cielo.

Veredicto de los involucrados

Rachel: Una vez que entro en ritmo me encanta esta posición. Estar en control, apretar mis músculos pélvicos, besar y mantener la mirada de Bradley con la mía nos llevó a un brillante clímax.

Bradley: Me sentí completamente dominado —no había mucho por hacer de mi parte—, sólo me recosté y disfruté el espectáculo. Tenía una vista excelente, y una vez que Rachel entró en su ritmo, se podía apreciar que verdaderamente estaba disfrutando, tocando todos los lugares correctos, en el momento correcto.

Lily: Nosotros encontramos esto un poco difícil, ya que nos tomó algo de práctica antes de verdaderamente disfrutarlo. Pero después de algunos intentos, le agarramos el modo —a Josh le gusta que yo me encargué, ¡lo que quiere decir que yo estoy en total control!

Josh: A mí me gusta que Lily esté arriba y en control, y una vez que ella aprendió bien las maniobras, yo podía sentir cómo rozaba todo el cuerpo de mi pene, lo que fue delicioso. Mi orgasmo fue bueno, pero nada especial.

El grillo espacial

Tomen sus posiciones:

Tu pareja se acuesta de espaldas. Después te sientas sobre su pene, viéndolo, y con tus pies hacia el frente, a los lados de su caja torácica. Después coloca las palmas de tus manos sobre su pecho, como soporte, y usando los músculos de tus piernas gentilmente muévete hacia arriba y hacia abajo.

¿Qué sacas de esto?

Estás en control de la profundidad de la penetración, y puedes marcar el paso, ya sea subiendo o bajando el paso según sea el placer del momento.

¿Qué saca él de esto?

Tiene el placer de observar tu cuerpo mientras ambos se deleitan física y visualmente –créeme, no habrá quejas de su parte.

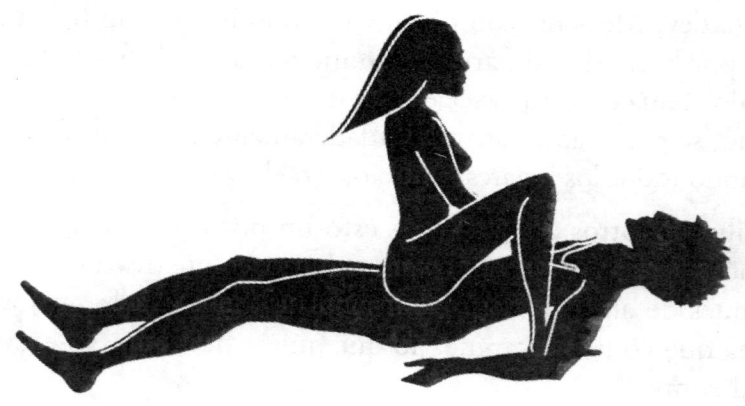

Nivel avanzado:

En lugar de moverte de arriba hacia abajo acompasadamente, trata de quedarte arriba y no moverte por un segundo o dos, antes de volver a bajar. El movimiento hacia abajo da mucho más placer.

Veredicto de los involucrados

Rachel: No me sentí completamente cómoda, y además tuve que hacer trampa y bajar mis rodillas para que funcionara para mí.

Bradley: Éste fue más de juego y risas que sensual. Me di cuenta que no fue muy cómodo para Rachel, pero ambos seguimos con buen espíritu y ganas, y nos divertimos, lo que siempre es algo bueno en la cama.

Lily: ¡Por Dios, esto fue un gran ejercicio! Haber sostenido un buen ritmo montando a Josh por minutos fue un poco cansado, pero muy divertido. Pude estar en control otra vez y controlé la penetración a mi gusto.

Josh: Yo recuerdo el grillo espacial original, y el nombre es completamente acertado para esta posición ¡De verdad disfruté que ella hiciera todo el trabajo!

El Gato (CAT, Técnica de Alineación Coital)

TOMEN SUS POSICIONES:

Haz la posición del "misionero" con tu pareja arriba. Una vez que te haya penetrado, él mueve su cuerpo hacia arriba, sobre el tuyo, de manera que sus caderas estén alineadas con las tuyas. Con su pene dentro de ti procede a envolver tus piernas con las de él, de tal forma que tus tobillos estén a la misma altura que tus pantorrillas. Durante el coito, olvídense de movimientos bruscos –ambos deben de mover sólo sus caderas, separándolas y acercándolas acompasadamente de una manera sutil, pero firme, y como un arrullo.

¿QUÉ SACAS DE ESTO?

Ésta es una excelente manera de estimular tu clítoris durante el sexo, y el orgasmo es prácticamente garantizado. El ángulo brinda la oportunidad para que tu pareja toque tu punto "G". Suma a esto el hecho de que con esta posición estás cuerpo a cuerpo con tu amado y con la facilidad de besarlo mientas disfrutas. ¡Ésta es una de las mejores posiciones que puedes hacer!

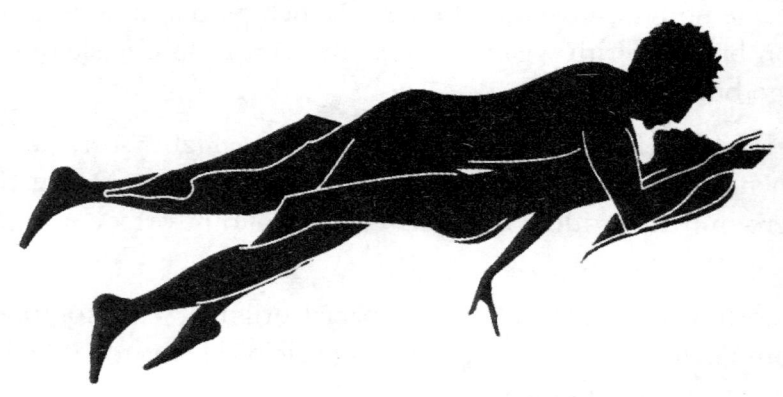

¿Qué saca él de esto?

La súper-sensible cabeza del pene de tu novio se llena de extra atención; además cuando tú llegas al clímax, él aún puede continuar hasta llegar al orgasmo también.

Nivel avanzado:

Si te sientes generosa y complaciente, dale un regalo apretando su pene con los músculos bajos de la pelvis mientras él se mueve dentro de ti.

Veredicto de los involucrados

Rachel: Una tentadora posición con mucho contacto físico que nos excitó a ambos rápidamente. No nos pudimos aguantar en esta posición y nos dejamos ir... las cosas se hicieron intensas y apasionadas en minutos, llevándonos a un muy sensual orgasmo.

Bradley: Fue un poco difícil acomodarnos, y cuando estás prendido las instrucciones tienden a desviarse... pero viendo el resultado final, ¡creo que lo logramos!

Lily: Ésta fue mi favorita, me tocó y acarició el clítoris mucho más que con cualquier otra posición, y me llevó al orgasmo más rápido que de costumbre. Con esta posición nos pudimos besar apasionadamente, y también experimenté apretando los músculos bajos de la pelvis, lo que fue un verdadero placer para Josh.

Josh: Ésta fue de mis tres favoritas. Me sentí tan cerca de Lily, y pude besarla y abrasarla, mientras mis caderas la frotaban en los lugares precisos, volviéndola loca. Frotar caderas puede ser un poco incómodo, pero con la acción se olvida rápidamente –particularmente cuando Lily estaba disfrutando tanto que empezó a hacer unos sensuales gemidos de placer. ¡Brillante!

Las cucharas

TOMEN POSICIONES:

Acuéstate sobre la cama de lado. Tu pareja hace lo mismo a tus espaldas y te penetra por detrás.

¿QUÉ SACAS DE ESTO?

Si estás acostada en un domingo en la mañana, sólo flojeando, sin nada que hacer, o estás embarazada, o te lastima el sexo con penetración profunda, ésta posición es para ti. El ángulo de entrada del pene sólo le permite una penetración de pocos centímetros dentro de tu vagina –la parte con más terminaciones nerviosas– que se estimula al igual que tu punto "G". Todo esto sin mucho esfuerzo de tu parte.

¿QUÉ SACA ÉL DE ESTO?

Sus manos están libres para explorar y acariciar tus senos como él desee. Aparentemente la vista de las nalgas de la mujer causa en el hombre una especial excitación.

NIVEL AVANZADO:

¿Quieres que vaya más profundo? Dobla tu cintura un poco, moviendo la parte superior de tu cuerpo lejos de tu pareja, para tener más penetración. Si necesitas ayuda para llegar al orgasmo, pídele a tu pareja que juegue con tu clítoris mientras continúa con sus sensuales y rítmicos movimientos hacia adelante y hacia atrás.

Veredicto de los involucrados

Rachel: Esta fue mi posición favorita y todo se me hizo muy erótico. Me encanta sentir que mi pareja me está amando mientras me penetra profundamente. Mi punto "G" estaba increíblemente excitado, y Bradley usó su mano libre para jugar con mi clítoris. Tuve un orgasmo cada vez que lo hicimos.

Bradley: Ésta es por mucho la posición más íntima en que he participado, podía tocar y besar a Rachel en todo su cuerpo. El ángulo y el hecho de que yo deseaba ver su cara y besarla, nos llevo a un sinnúmero de otras posiciones que probablemente ni nombre tienen. Es incomparable el sentimiento que me invadió, estoy seguro que no puede haber nada mejor.

Lily: Para hacer esta posición, creo que tú y tu pareja deben ser más o menos de la misma estatura –no ayuda si, como en mi caso, Josh mide 1.83 metros, mientras que yo sólo mido 1.60 metros–. Sin embargo, nos abrazamos –Josh se movió un poco hacia delante– y yo me encargué del regalo. Es una posición sexual verdaderamente floja, me gustan las posiciones que hacen que el pene de Josh roce la entrada de mi vagina, así que estuvo perfecto.

Josh: Ésta es una posición que ambos pueden disfrutar sin tener que hacer gimnasia. Igual que la posición del "gato", están cerca uno del otro. No fue tan orgásmico para mí, pero me encantó poder abrazar a Lily, y excitarla con mis manos al mismo tiempo que la estaba penetrando.

El huracán

Tomen posiciones:

Tú y tu pareja se acuestan de lado, frente a frente, con los frentes de sus piernas tocándose, y abrasándose uno al otro. Después levanta tu pierna y pon tu rodilla hacia tu pecho –para formar un ángulo con tu cuerpo– y descánsalo sobre la parte superior de su pierna. Después él dobla pierna y la coloca debajo de la tuya.

¿Qué sacas de esto?

Los movimientos acompasados requeridos para esta posición aseguran que los nervios del interior de tus piernas reciban una atención especial.

¿Que saca él de esto?

Además de poder acariciarte, también puede verte a los ojos durante el sexo –garantía de una gran excitación.

Nivel avanzado: ¿Quieres apresurar las cosas un poco?

Haz que tu pareja se ponga un anillo vibrador en el pene antes de que te penetre (ver capítulo siete, página 103). A él le va a encantar el cosquilleo y a ti, ¡tu vibrador humano!

Veredicto de los involucrados

Rachel: La lenta y acompasada penetración me hizo excitarme poco a poco –excitándome cada vez más y más–, elevando el nivel de las caricias. En general encontré que ésta fue una posición

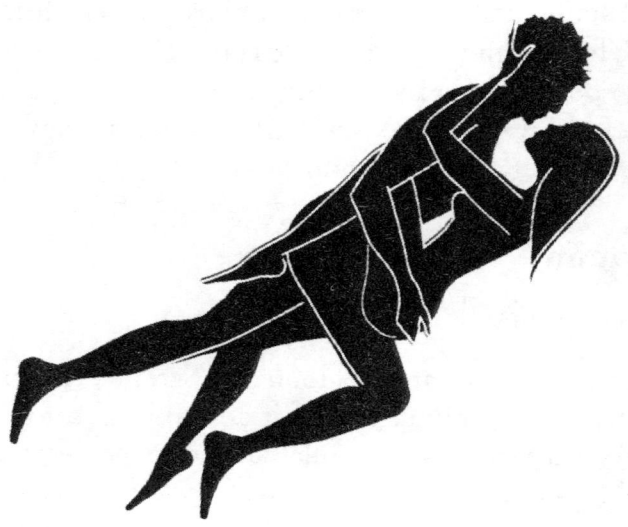

bastante sensual, apasionada y sorprendentemente sencilla, que me hizo tener un orgasmo más controlado que lo normal.

Bradley: Esta posición fue bastante íntima; podía sentir todo el cuerpo de Rachel contra el mío. Aunque fue un poco incómodo por momentos, me encantó tener sus piernas envolviéndome, y como estaba tan cerca podía sentir su reacción cada vez que le tocaba algún lugar especial. Tuve un orgasmo muy sexy y apasionado.

Lily: Esta posición es íntima desde el inicio, viéndose a los ojos uno al otro. Pueden tomar el tiempo que gusten y sea necesario para excitarse hasta llegar al punto del clímax –besándose y tocándose– antes de mover las piernas en la posición adecuada. La pelvis de Josh me rozaba el clítoris, provocando que mi orgasmo llegara más lentamente, pero cuando llegó definitivamente fue más intenso.

Josh: A mí me gustó la intimidad, pero no quedé satisfecho en cuanto al orgasmo se refiere –estaba concentrándome demasiado en que la posición fuera correcta– pero obviamente estaba haciendo algo bien, ya que Lily lo estaba disfrutando enormemente.

El misionero inverso

Tomen posiciones:

Hagan la posición del "misionero", pero esta vez tú arriba. Tu pareja debe de estar debajo de ti con sus piernas cerradas y sus brazos estirados a los lados. Deja que te penetre, y luego recuéstate arriba de él con tus piernas derechas opuestas a las suyas. Después, pon tus manos sobre la parte alta de sus brazos, y úsalos para moverte hacia arriba y hacia abajo, apoyándote en ellos, mientras mantienes juntas tus piernas para tener una mayor fricción.

¿Qué sacas de esto?

Una vez más, tú controlas el ritmo, y mientras te deslizas hacia arriba y hacia abajo, su hueso púbico frota tu clítoris.

¿Qué saca él de esto?

El saber que está llegando a todos los lugares correctos sin tanto problema.

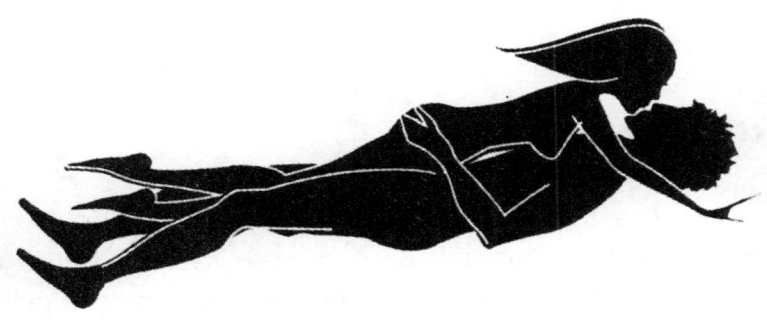

Nivel avanzado:

¿Tienen problemas? Si quieres más y diferente satisfacción, pídele a tu pareja que separe las piernas un poco para que puedas descansar tus piernas entre las de él.

Veredicto de los involucrados

Rachel: Esta posición cerró un poco la entrada vaginal, creando más fricción. Bradley empezó a frotar mi vagina con su hueso púbico, y yo, empecé a mover mis caderas en círculos hasta que alcanzamos un orgasmo fantástico.

Bradley: No me sentí muy varonil en esta posición, pero para ser honesto, fue muy agradable tener a Rachel acostada sobre mí. Esta posición es una experiencia intensa, pero nunca sentí estar lo suficientemente profundo en su vagina, por lo que no es algo que yo trataré de iniciar a menudo.

Lily: Otra posición donde estoy en control. No hubo mucho movimiento, lo que significa que Josh frotó perfectamente mi clítoris. Pudimos besarnos intensamente, y Josh me tomaba las nalgas, pero no pude llegar al orgasmo con esta posición, aunque me excitó mucho y terminé con otro truco conocido.

Josh: A mí me gustó enfocarme en tocar y acariciar todos los puntos clave y poder besar a Lily al mismo tiempo. Sin embargo, la penetración no fue tan profunda, y no fue tan excitante como otras posiciones.

¡Arriba las pelvis!

Tomen posiciones

Te recuestas en la cama boca arriba, él se arrodilla frente a ti y coloca dos almohadas bajo tus nalgas para elevar tu pelvis. Después pon tus piernas a los lados de tu pareja, dobla tus

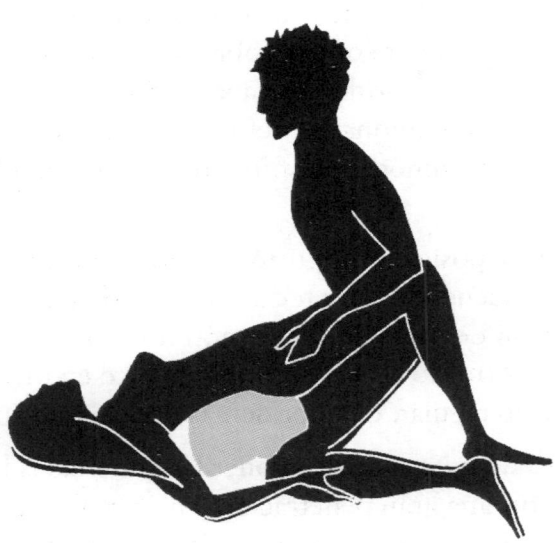

rodillas, y descansa tu cabeza sobre la cama. Entonces él te penetra y te toma por las caderas, mientras te va jalando hacia él.

¿QUÉ HAY PARA TI?

Tienes penetración profunda cómodamente gracias a las almohadas. El pene también está en un ángulo que puede tocarte el punto "G".

¿*QUÉ HAY PARA ÉL*?

A diferencia de todas las posiciones sexuales, en ésta él puede observar su pene entrando y saliendo de tu vagina; el sexo no puede ser mejor que esto.

NIVEL AVANZADO:

Asegúrate de hacer movimientos rítmicos en forma circular, mientras él te penetra, para asegurar que toque todos los lugares placenteros.

Veredicto de los involucrados

Rachel: Bradley podía penetrarme profundamente, y a mí me gustó el hecho de tener control sobre sus movimientos bajo mis instrucciones, ya que yo le indicaba el ritmo y la fuerza de sus penetraciones. Las almohadas definitivamente hicieron esta posición más fácil y cómoda, permitiéndonos disfrutar la experiencia al máximo.

Bradley: Esta posición me gustó mucho ya que podía ver las expresiones de Rachel durante todo el coito. Me pareció tener una buena reacción de parte de ella, y sentí un profundo placer. Esta posición me permitió ser un poco más brusco en mis penetraciones, que por lo regular, está por demás decirlo ¡me encantó!

Lily: Otro de mis favoritos. Poner las almohadas bajo mis caderas permitió una gran penetración y placer. Yo me podía tocar, y podía hacer los movimientos más rápidos o lentos, dependiendo si se movía uno de nosotros o los dos al mismo tiempo. Mi orgasmo fue muy lento, pero también muy intenso.

Josh: Me encantó esta posición. Las almohadas me permitieron más ángulos de penetración que de costumbre, y sentí que mi pene tocaba todos los excitantes lugares de su vagina. También sentí que Lily se estaba excitando de verdad —y eso siempre es una bonificación extra.

La rana al revés

TOMEN POSICIONES:

Tu novio se coloca de rodillas sobre la cama. Te recuestas de espalda, frente a él. Después él levanta tus piernas hasta que la parte de atrás de tus piernas estén tocando su pecho, y su cabeza esté entre tus pantorrillas. Entonces él te penetra, y se agacha un poco hacia delante, empujando tus piernas hacia tus senos, hasta que él se recargue sobre la cama con las manos.

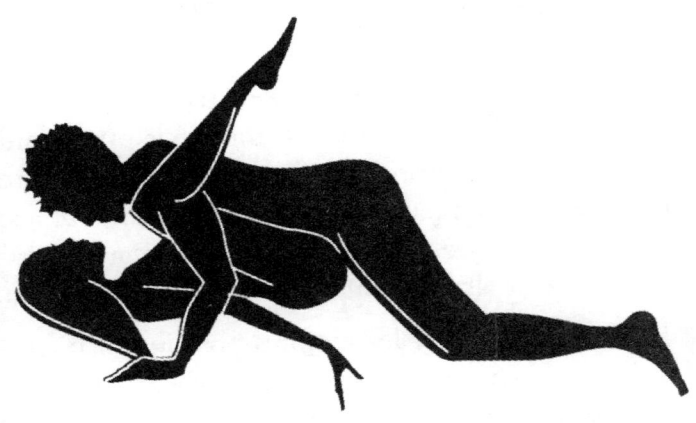

¿Qué hay para ti?

Lo mejor y más caliente en estimulación y penetración de tu punto "G"; sentirás su pene en lo más profundo de tu ser. Inclusive si presionas la parte superior de tu estómago puedes sentir su pene.

¿Qué saca él de esto?

A él le encantará la penetración profunda y el hecho de estar en control de la situación (¡ah!, ya es justo que lo dejes también participar en la diversión).

Nivel avanzado:

Él puede variar la profundidad, moviendo sus hombros hacia delante o hacia atrás; mientras tú cambias el ángulo, cambiando las piernas de posición o enganchándolas con sus codos.

Veredicto de los involucrados

Rachel: La presión del pene de Bradley penetrándome fuertemente se sintió riquísima dentro de mí y provocó que la excitación hacia el orgasmo fuera deliciosamente intensa. El contacto de nuestros ojos lo hizo muy fuerte y sensual, al observar cuánto lo estaba disfrutando él.

Bradley: Yo estaba completamente deleitado con esta posición y con el control que yo tenía. Además me dio la oportunidad de apreciar sus piernas y cuerpo mientras la penetraba con firmeza. Lo que más me gustó en particular fue cuando empezó a apretar sus piernas alrededor de mi cuello en el momento del clímax —creo que a lo mejor ella tenía más control de lo que yo pensaba.

Lily: Por mucho, una de las mejores posiciones; me encantó la profundidad de su pene en mi vagina, y Josh podía variarla con simples movimientos, o en forma tentadora, sacarlo todo, o la mitad con un solo movimiento. También lo tratamos con mis piernas sobre sus hombros, y poniendo mis rodillas en su pecho, lo que permitió a Josh besarme mientras jugaba con mi clítoris y senos. Cuando llegué al clímax, mi orgasmo fue excelente y muy intenso. Algo que de veras valió la pena esperar.

Josh: Esto me encantó. Fue un trabajo duro, pero un deleite. Me gustó el ángulo de penetración, y cada vez que la penetraba, rozaba con mi pene lo más profundo de su vagina, lo que hizo que mi orgasmo fuera muy intenso.

Capítulo 7
Orgasmos HTM

Mi mejor orgasmo...
Tengo que confesar que algunos de mis mejores orgasmos son los que me he dado a mí misma. Me tomó muchos años y algunas veces fue frustrante, pero ahora sé exactamente lo que funciona para mí o no. Ahora puedo llegar al orgasmo cada vez que lo deseo, o en una forma especial; sé todo lo que me excita y le voy a compartir mis secretos a él...

Jane, 30

Masturbación –la mejor diversión que pudes obtener tú misma

Como dice el dicho, si lo quieres bien hecho, hazlo tú misma. Y en cuanto a orgasmos se refiere, es la pura realidad. La cosa es que mientras se trate de la posición sexual, de la medida del pene, y hasta de los juguetes sexuales, hay tema de conversación, pero en cuanto se escucha la palabra "masturbación", llega el silencio. La satisfacción sexual personal todavía está sujeta a tabúes, en parte por el mito de que sólo te masturbas cuando no tienes "con quien" hacerlo regularmente. Sin embargo, muchos expertos dicen que el ochenta por ciento de las mujeres regularmente se dan ese gusto con un poco de sexo HTM (hazlo tú misma); o cuando la revista *Company* pidió a sus lectoras nos platicaran sobre sus hábitos de masturbación sólo el veinticinco por ciento respondió que lo hacían una vez al mes, mientras que un feliz diez por ciento dijeron complacerse ellas solas tres veces por semana o más.

Muchas mujeres llegan a su primer orgasmo masturbándose, y algunas prefieren ese método en lugar del acto sexual. Así que aunque no seas fanática, a lo mejor deberías darte otra oportunidad. Además si tú no sabes lo que te excita, entonces ¿cómo lo va a saber tu próxima pareja? En caso de que no lo hayas hecho todavía, o quieras perfeccionar tu técnica, aquí están unas excelentes clasecitas sólo para ti.

LA GUÍA BÁSICA PARA PRINCIPIANTES

En sus marcas...

La primera regla en el sexo con masturbación es el lugar. La última cosa que quieres es una llamada de tu mamá cuando estás en el punto de no regreso. Apaga tu celular, ponle seguro a la puerta y cierra las cortinas –al instante te sentirás más relajada–. Algunas mujeres prefieren bajar las luces, encender una vela aromática y hasta música relajante de fondo, pero ten todo listo a tu gusto para darte un festín de emociones.

Listos...

La posición más popular es acostada en la cama sobre tu espalda. Aunque algunas mujeres prefieren sentarse con sus espaldas contra la pared; de pie y frente a un espejo, para verse a sí mismas; o en una tina con agua caliente. Si generalmente te masturbas en la posición del "misionero", ocasionalmente deberías de tratar otras posiciones, como acostarte boca abajo o de rodillas –obtienes diferentes resultados.

También asegúrate de tener suficiente lubricante a la mano. Después, echa a andar tus fluidos, iniciando con un masaje con aceite especial para masaje o aceite para bebé. Vierte un poco en la palma de tu mano y frótalo en tu cuello, senos, brazos, muslos y abdomen, pero aléjate de tu clítoris en esta etapa. Prueba alternado toques tan suaves como el de una pluma, con una presión firme, concentrándote en la diferencia y en cómo te sientes mejor. Puede que te guste primero leer algo erótico, ver tu película sensual favorita, o fantasear con tu actor favorito (Johnny Deep, quizá) mientras te tocas y diviertes.

¡Fuera!

Una vez que estás excitada (y no hay prisa, esto te podría tomar cualquier periodo de tiempo, dependiendo de lo que Johnny esté haciéndote dentro de tu cabeza), lentamente deja que tus manos sientan tu piel mientras las vas bajando hacia tu vagina. Corre tus dedos alrededor de los labios exteriores y sobre toda el área, tocando y presionando suavemente hasta que encuentres un lugar especialmente agradable. Cuando estés lista, moja un dedo con tu lengua, o ponle más aceite de bebé, para humedecer y facilitar las cosas. Lentamente frota tu clítoris con tu dedo, con un movimiento circular, aplicándole una presión sutil y manteniendo un ritmo regular.

Una vez que estás en ritmo, completamente excitada, puedes alternar con movimientos de arriba para abajo o hacia los lados, o hasta leves golpes con la yema de tu dedo, si no está muy sensible tu clítoris. Si no estás segura de la posición de tu clítoris, ponte frente a un espejo y busca una pequeña protuberancia escondida dentro de los labios, en la parte superior de la entrada de la vagina.

Después de un rato (lo que podría ser de cinco a cincuenta minutos), la excitación allá abajo debe de estar incrementando, y es tiempo de agilizar las cosas frotándote con un poco de más fuerza. Pero no te obsesiones con llegar al orgasmo la primera vez que te masturbas –sólo relájate y trata de disfrutar las diferentes sensaciones–. Si algún día llegas al orgasmo masturbándote, no te preocupes, lo sabrás.

TÉCNICAS AVANZADAS

Una vez que conoces lo más básico, es tiempo de experimentar e inventar. Existen cientos de diferentes maneras de "encontrar" lo mejor de ti, sólo se trata de ubicar los métodos adecuados.

En el agua

Algunas mujeres prefieren masturbarse en la regadera o la tina del baño, usando sus manos enjabonadas, o el chorro de agua continuo, o las pulsaciones de la regadera para masaje. El flujo del agua tibia o caliente sobre los labios de la vagina te puede hacer sentir asombrosamente bien.

Unas palabras de advertencia: trata de no mojar el interior de tu vagina con agua con jabón, ya que se reseca y podría irritarte (y no habría sexo). Si usas accesorios de baño, asegúrate de que el chorro de agua corra sobre tus partes, y no directamente, por la misma razón.

Usando fricción

En lugar de usar tus dedos, prueba usando alguna otra cosa. Frotarte y moverte sobre un cojín, colchón, silla o banco funciona para algunas mujeres, mientras que a otras les gusta frotarse contra un edredón, la costura de sus pantalones de mezclilla, o hasta un juguete suavecito entre las piernas. Experimenta con diferentes texturas como te sea posible –pronto sabrás cuál es la ganadora.

Con lubricantes

Puede que creas que ya llegaste al tope en placeres cuando te masturbas, pero una buena cantidad de aceite literalmente puede cambiar tu vida sexual. Cremas para masaje con base de agua son excelentes puesto que no manchan las sábanas, y además son seguras si las usas con tus juguetes sexuales de látex; mientras que los juguetes hechos con silicón se sienten suaves y aterciopelados y pueden ser usados bajo el agua. ¿Quieres experimentar más profundamente? Lubricantes mentolados harán que sientas tus labios frescos y vibrantes. Otras fórmulas hacen que tu vagina se sienta caliente —y se calienta aún más cuando la frotas o le soplas suavemente.

Con los muslos

Algunas mujeres dicen ser capaces de llegar a un orgasmo simplemente apretando sus muslos. Si quieres probar, empieza masturbándote como lo harías normalmente, luego aprieta tus muslos hasta que llegues al clímax. Practica esto regularmente, después de algunas semanas, deja de tocarte justo antes de llegar al clímax y trata de llegar al orgasmo sólo con tus muslos.

Una vez que domines esto, empieza los movimientos de tus muslos cada vez más temprano en la sesión; eventualmente, con la práctica, las fanáticas de esta técnica dicen que podrás llegar al orgasmo sin necesidad de usar tus dedos. ¡Eso es algo que vale la pena aprender!

Laura fingió sus orgasmos por cinco años hasta que aprendió a masturbarse.

> La primera vez que tuve sexo tenía veinte años de edad. Mi novio tenía mucha experiencia. Y aunque me hacía sentir cómoda y sexy, no podía logar que yo llegara al clímax. Siendo muy ingenua asumí que yo tenía un problema, y por pena empecé a fingir mis orgasmos.

Cuando mi novio y yo nos separamos, un año después, empecé a salir todas las noches, conocí a muchos hombres y tuve relaciones sexuales con varios de ellos. Creía que para tener buen sexo y llegar al clímax, sólo tenía que encontrar al hombre adecuado. Pero lo único que saqué de esto fue una infección de hongos.

Después de tres años, empecé a salir con Ross, éramos compañeros de trabajo, hasta que una noche decidí cambiar eso y me acosté con él. No creo haber llegado al clímax, pero estuve muy cerca de lograrlo. Ross y yo empezamos a salir regularmente, y como yo creía que él tampoco podía llevarme al orgasmo empecé a fingir otra vez, lo que me hizo sentir increíblemente culpable, especialmente porque la relación iba muy bien.

Yo sabía que algo se tenía que hacer, pero no le quería decir a Ross que había estado mintiendo. Así que traté de solucionar el problema yo misma. Empecé a buscar y encontré lo que pensé que yo tenía: anorgasmia –la inhabilidad de llegar al orgasmo–. Por suerte que esta condición puede ser temporal, y muchas de las barreras son mentales y no físicas.

Hace tres meses, mientras ojeaba una revista, encontré un artículo sobre la masturbación. La había probado con anterioridad sin mucha suerte –para ser honestas, creía que la idea era un poco perversa y sucia–, pero estaba desesperada, y decidí intentarlo una vez más. Esperé hasta que mis compañeras de cuarto salieron una noche, y cerré las persianas.

Seguí las instrucciones que venían en el artículo al pie de letra y comencé a sentirme como nunca antes. No pude llegar al orgasmo la primera vez, pero lo seguí practicando y finalmente, algunas noches después, llegué al clímax. Mi primer sentimiento fue de alivio y pensé, ¡siempre he sido normal! Después de eso practiqué hasta que eventualmente aprendí exactamente en qué lugar presionar o qué movimientos hacer.

Después, una noche en la cama con Ross, yo dirigí sus manos y le susurré exactamente en qué lugar y la manera en que quería que me tocara. Cuando llegué al orgasmo empecé a llorar, y comprendí que finalmente había encontrado al hombre de mi vida.

Aún no he podido llegar al clímax únicamente con penetración, pero mientras me ayude con algo de estimulación manual, puedo llegar al orgasmo. Ross y yo ahora tenemos una excelente vida sexual –inclusive, recientemente tuvimos un bebé, lo que significa que estoy haciendo algo bien.

Si alguien al leer este libro está nerviosa y le da miedo tratar de llegar al clímax masturbándose, no deberían desecharlo hasta probarlo. Yo puedo decirles honestamente que la masturbación cambió mi vida sexual. Así que dale una probadita esta noche...

Juguetes sexuales –lo nuevo en accesorios para masturbación

Gracias a las tiendas de juguetes sexuales, películas y hasta comedias como las serie de televisión *Brit Flick*, que tratan cómicamente el tema de los vibradores (*rabbit fever*, 2006), los juguetes sexuales han triunfado en el mercado. Inclusive en una encuesta realizada en 2006 por la marca de condones *Durex*, encontró que 43 % de las mujeres en Inglaterra tienen un vibrador. Sólo la empresa *Anne Summers* está vendiendo más de 2.5 millones de vibradores anualmente. Para algunas mujeres, ir de compras a las *sex shops* por un vibrador es fácil y tan divertido como comprar unos zapatos. Si todavía no te les has unido en esa moda ¿no crees que es tiempo de que te consigas un "amigo flexible"?

Con miles de diferentes tipos, formas, texturas, tamaños y materiales para escoger, comprar tu primer juguete puede ser amedrentador. Para ayudarte a simplificas las opciones primero te debes preguntar qué clase de estimulación te gusta en el sexo –¿te gusta sentirte llena durante la penetración? (en cuyo caso, un *dildo*, bala, o huevo de amor pueden ser ideal). ¿O te gusta más que la estimulación sea en el clítoris? (puede que prefieras un vibrador o estimulador de clítoris), ¿o lo haces en la tina? (entonces compra un juguete a prueba de agua), ¿o cuando estás de viaje? (prueba una bala del amor), o si todavía estás insegura, sigue leyendo...

Vibradores

Los vibradores hacen exactamente lo que dice la etiqueta de la caja —son pequeños motores con engranes que hacen que vibre—. Las vibraciones se sienten muy bien porque incrementan el flujo de sangre en tus órganos sexuales, haciéndolos súper sensitivos. Tú puedes presionar el vibrador en tu clítoris, o usar uno largo para tener una penetración. La mayoría funcionan con baterías o pueden ser recargables, como celular; muchos vienen con varios niveles de vibración, y entre más duro sea el material del que está hecho el vibrador (desde silicón sedoso, hasta plástico), más fuertes serán las vibraciones. Ya pasaron los años en que un vibrador se tenía que parecer a un pene, puedes encontrar algunos increíblemente reales, con venas y todo (¡hermosísimos!), pero también hay modelos ergonómicos, o de bolsillo, o modelos lisos, y hasta diseños especiales, invenciones para el placer de tu punto "G".

Un consejo atrevido: Si las vibraciones son muy intensas, envuelve el vibrador en una toalla, o en una almohada, o úsalo con la mano o un dedo para transmitir y suavizar las vibraciones.

Dildos

Muchas veces son confundidos con los vibradores, pero los dildos generalmente son más largos y delgados que los vibradores, y no tienen partes movibles. Están diseñados para la penetración, aunque también pueden ser para frotar tu vagina y clítoris con suficiente lubricación. Los puedes encontrar en prácticamente cualquier material desde metal, jade, plástico, látex, cristal o silicón, el cual absorbe el calor del cuerpo y se siente casi igual que un pene. O puedes escoger uno que parezca real, o liso o duro, o con curva, para llegar al punto "G". También iguales a los penes, vienen en gran variedad de largos y anchos, desde el súper delgado, hasta el tamaño gigante. Si no estás segura del tamaño de dildo que te gustaría tener ve de compras al súper, al departamento de frutas y verduras, y compra zanahorias, pepinos y calabazas de varios tamaños. Lávalos bien, después ponles un condón y experimenta hasta que encuentres el tamaño que te guste.

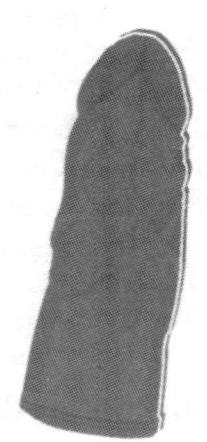

Un consejo atrevido: ¿Te sientes con ganas de experimentar? Ve por uno doble, penetrando tu vagina con un dildo, y al mismo tiempo con un vibrador en tu clítoris.

En el estrellato: "El conejo"

Desde su aparición estelar en el programa *Sex on the City* (Sexo en la Ciudad), el vibrador llamado "El conejo" se ha vuelto el más vendido del mercado. En el Reino Unido se han vendido más de 2.5 millones de vibradores y dildos, en las tiendas *Ann Summers* cada año, de los cuales, un millón son los exuberantes y gloriosos Conejos. ¿Y qué

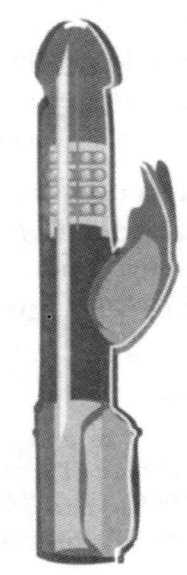

los hace tan especiales? Además de la cabeza movible y las protuberancias que tocan las partes sensibles de la entrada de la vagina, su arma secreta es el extra brazo con forma de oreja de conejo, mismo que está colocado en el lugar exacto para tocar también tu clítoris. Hoy en día puedes comprar a toda una familia de conejos, desde los que son a prueba de agua, hasta el modelo "Tecno" que puedes controlar vía Internet.

Estimulación del clítoris

Estos mini vibradores son sólo para uso externo, diseñados especialmente para tocar tu punto "C". Algunos tienen un cinturón, para que los uses como bragas para diversión a mano libres, mientras que otros van sujetos a tu dedo, o los hay en presentación de llavero, o lápiz labial, o como barniz para uñas, para una completa discreción.

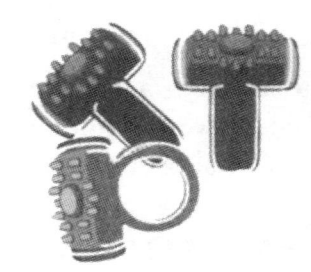

Un consejo atrevido: Los vibradores para el clítoris son más pequeños y silenciosos que los de tamaño regular, por lo que son ideales para viajar. Así que ¡no te olvides de poner el tuyo en tu maleta!

Balas

Estas pequeñas esferas vibrantes las puedes introducir en tu vagina (pero primero confirma que son para uso interno). Estos juguetes son conectados a un cable de control remoto que puede trabajar hasta una distancia de 15 metros. Existen nuevas "balas" que se conectan a tu mp3 y te estimulan al ritmo de la música; mientras que otras las puedes encender desde tu celular —vibran por veinte segundos cuando mandas un mensaje de texto, o vibran dentro de ti durante el trascurso de la llamada.

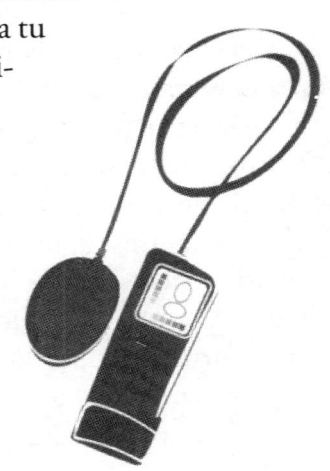

> **Un consejo atrevido:** Ya que eres muy discreta, las balas son del tamaño ideal para echar mano de ellas entre los juegos sexuales que tengas con tu pareja. La sutil vibración los volverá locos.

Juguetes a prueba de agua

¿Quieres algo extravagante para hacer el amor bajo el agua? Mientras la mayoría de los vibradores no se pueden usar bajo el agua (el resultado puede ser literalmente, electrizante), hay un portal en la red en el que encuentras juguetes especialmente diseñados a prueba de agua; para usarse en la regadera, la tina o el jacuzzi. Escoge entre los tradicionales penes, o esponjas vibradoras; opta por algo más interesante, como figuras de patitos, delfines, pingüinos y pescaditos, mismos que tienen escamas, narices y picos para frotar tus partes. Los patitos se ven tan inocentes que pueden estar al lado tuyo en la tina y nadie se imaginaría que tienen ¡doble personalidad!

> **Un consejo atrevido:** Tu lubricación natural puede ser que se disuelva con el agua, por lo que para hacer más suave y placentero el momento, siempre aplica sobre tus juguetes y vagina suficiente lubricante con base de silicón, a prueba de agua, antes de meterte a la tina.

Esferas de amor

También conocidas como esferas Ben Wa, esferas Burmesas, esferas Orgásmicas, o huevos del amor; éstas consisten en dos esferas de plástico, látex o goma, que te insertas en tu vagina. Dentro de ellas se encuentran unas pequeñas bolitas que al moverte se mueven libremente causando un delicioso y atrevido placer. Mientras algunas mujeres encuentran esta estimulación demasiado leve, a otras les encantan los delicados golpecitos que sienten cuando las bolitas chocan entre sí en sus interiores, y particularmente el hecho de que las "pueden traer puestas" dentro de su cuerpo todo el día, sin que los compañeros de trabajo o amigos se percaten de ello.

Las esferas del amor pueden también ayudarte a ejercitar los músculos de tus muslos (vea capítulo nueve). Simplemente inserta las esferas, luego aprieta, y después deja de presionar, relajando los músculos alrededor de esa área, varias veces al día.

DEJA A TU HOMBRE ENTRAR A LA DIVERSIÓN

Puede que prefieras guardar el vibrador sólo para ti, o que una vez que hayas descubierto los juguetes sexuales, quieras compartirlos con tu pareja. Los puedes usar mientras él te observa, o usarlos en él, o dejarlo tomar el control y que él los use en ti. Tú también lo puedes compartir durante el sexo, o hasta usarlos para jugar con tu clítoris mientras él se encuentra dentro de ti.

También existe una variedad de juguetes diseñados especialmente para parejas, desde anillos vibradores que les dan satisfacción a los dos al mismo tiempo, hasta mini-vibradores que se colocan en la lengua para el sexo oral. Unas palabras de advertencia: El ego masculino es muy frágil, y muchos hombres se preocupan por su vibrante rival. Preguntan por qué te gusta el pene sintético, cuando puedes tener el real. Así que hazle entender que no estás tratando de reemplazarlo, o criticar su soso desempeño; tú sólo quieres probar algo nuevo, y que él se una a la diversión. Y si aún se queja, hoy en día es posible mandar hacer una réplica de su pene en silicón, que puedes usar cuando él esté ausente ¡Perfecto!

LOS DIEZ MANDAMIENTOS DE LOS JUGUETES SEXUALES

1. Nunca prestes tus juguetes. Si quieres invitar a alguna amiga a la diversión, ponle un condón a tu dildo o vibrador.

2. No muevas el juguete de tu ano a tu vagina sin primero limpiarlo o ponerle un condón nuevo.

3. Nunca uses tus juguetes en cortadas en la piel, o partes inflamadas, o raspadas, eso únicamente te irritaría más y puede provocarte una infección.

4. Inspecciona todos tus juguetes cuando los compres, por roturas o partes ásperas antes de usarlos.

5. Nunca uses los juguetes para algo que no fueron diseñados, si tiene la leyenda en la caja *"no es* para uso interno", debe de haber una buena razón.

6. No uses el juguete bajo el agua a menos que así lo especifique, ya que podrías llegar a tener una descarga eléctrica.

7. Siempre lava y limpia tus aparatos después de usarlos (lee "El cuidado de los juguetes", más adelante).

8. Si te empieza una irritación o comezón en tus genitales cuando usas juguetes sexuales, deja de hacerlo. Podrías ser alérgica al material del que están fabricados.

9. Para que te dure más tu juguete quítale las baterías cuando lo limpies para guardarlo.

10. Humedad, luz solar y calor pueden descomponer tus aparatos, así que guárdalos en su caja, en un lugar fresco y oscuro.

El cuidado de tus juguetes

Por la misma razón que tú no querrías que tu novio se te acercara si no se ha bañado desde la última vez que tuvieron sexo, tus juguetes sexuales deben de estar súper limpios en todo momento. Pero antes de que saques el "blanqueador", diferentes materiales requieren diferentes limpiadores. Aquí está la información.

Silicón

La sustancia más adecuada para su limpieza es el agua caliente, o también los puedes lavar en la máquina lavatrastes (aunque puede no ser muy buena idea si los invitados a cenar te van a ayudar a lavar los platos); un consejo útil: nunca uses productos limpiadores o aceites derivados del silicón, ya que los podría derretir.

Plástico

Otro material práctico, simplemente límpialo con algún antiséptico o alcohol, o usa alguna solución especial que seguramente venden en tiendas que venden artículos sexuales. También puedes usar agua y jabón, pero primero quítale las baterías y envuelve la base con una toalla para que no entre agua en su interior.

Metal

Estos pueden ser lavados, hervidos o frotados con agua o desinfectante. ¡Fácil!

Jalea, goma y latex

Mientras que algunos materiales se sienten suavecitos cuando tocan tu piel, hay algunos sumamente porosos, y necesitan lavarse con sumo cuidado para prevenir que se desarrolle alguna bacteria. Limpiadores abrasivos o muy fuertes lastimarán la superficie, así que usa únicamente algún limpiador especial para hacerlo, o agua tibia y un jabón facial suave.

Y AHORA USTEDES...

Pedí a cinco mujeres que nos revelaran algunas cosas sobre sus orgasmos inducidos con juguetes sexuales.

> Yo nunca antes había tenido la valentía de probar ningún juguete sexual hasta que me fui a vivir con mi novio actual. Él es sorprendentemente excéntrico y después de un par de meses me llevó a una tienda de artículos sexuales. Compramos algunos jueguitos, y déjame decirte que verdaderamente me abrió los ojos. Mi favorito es el básico vibrador de plástico. No es muy amedrentador, y cuando mi novio lo usa conmigo antes del sexo, siempre tengo la certeza de que yo tendré mi orgasmo. No puedo creer que me haya tomado tanto tiempo descubrir que me puedo sentir tan bien con estos juguetitos.
>
> **Louisa, 26**
>
> Yo compré un vibrador en forma de patito después de haberlo visto en una revista. Lo probé bajo el agua, pero no hizo nada por mí, ya que el agua lavó mi lubricación natural y no me sentí cómoda, pero cuando lo probé "en tierra" (en la cama) los resultados fueron asombrosos. Tocaba la suave cabeza sobre mi clítoris y el orgasmo llegó rápidamente.
>
> **Hanna, 29**
>
> Me regalaron un vibrador de los llamados "conejo". Yo pensé que sería doloroso por su tamaño, pero no lo fue para nada. ¡Fue sensacional! Pero cuando coloqué todos los accesorios del

vibrador en su lugar me dio el mejor orgasmo que he tenido en mi vida.

Sam, 24

Mi novio y yo recientemente probamos un vibrador de anillo para el pene. Y no únicamente vibró sobre mi clítoris, haciéndome venir durante la penetración –lo que rara vez sucede–, sino que también a mi novio le encantó; me comentó que hizo que sus testículos vibraran de excitación (literalmente). Para nuestra tristeza se nos acabaron las baterías en una sesión, pero planeamos invertir en otro muy pronto.

Helen, 24

Yo he llevado todo esto de los juguetes sexuales lentamente, paso a paso. Empecé con un vibrador de dedo, y ahora ya subí el grado de diversión y tengo un "conejo", y una crema lubricante especial de menta. A mí no me gusta penetrarme con el vibrador —es muy incómodo— así que sólo lo presiono contra mis labios y clítoris, y llego a orgasmos increíblemente intensos.

Jo, 28

Capítulo 8
Déjame ser tu fantasía

Mi mejor orgasmo...

Mi prometido, Richard, siempre se la pasaba exaltando las virtudes del sexo en exteriores, pero yo no estaba tan entusiasmada, hasta que un día nos fuimos de día de campo. Después de unas copas de vino, me hizo la sugerencia de hacer el amor ahí mismo. Hicimos el amor, y aunque el parque estaba prácticamente vació, el sentimiento de poder llegar a ser sorprendidos fue bastante emocionante y salvaje. Me abrió los ojos para ser más atrevida y experimental.

Carolina, 22

FANTASÍAS —BUENA Y SANA DIVERSIÓN

A menos que seas un escritor profesional de ficción erótica, o una estrella de películas, la mayoría de la gente teme admitir que tiene fantasías, y mucho menos platicarlas. Siempre que juegas a la "botella" (preguntas y respuestas), y algún hombre "brillante" te pregunta: ¿Cuál es tu fantasía en la cama?, la mayoría tartamudeamos y nos sonrojamos antes de contestar algo completamente poco original o una mentira como: "¡Que me cubra los ojos con una mascada de seda mientras me excita!", y rápidamente tratamos de desviar el tema.

Es una lástima, especialmente después de los resultados que muestran que el 95% de nosotras tenemos fantasías sexuales diariamente… y sí, eso también quiere decir que tu pareja probablemente también las tiene. Pero mientras él puede que esté pensando, ¿que habrá debajo del overol del plomero?, tú puedes estar imaginándote haciendo cosas increíblemente rudas a Dany Craig, el vecino de al lado, o al contador de la oficina. Como verás, las fantasías no deben de asustarte, sólo son situaciones de aventuras sexuales; la expresión creativa de nuestra sensualidad y puede dispararse a través de la vista, olfato, el tacto y los sonidos —cualquier cosa que estimule tu imaginación.

Es un mito común pensar que la gente que tiene fantasías está insatisfecha con su vida sexual real. Pero es una gran mentira. Muchos expertos aseguran que las personas que fantasean son las que probablemente tienen más y mejor sexo. Sueños sexuales diurnos o durante la masturbación no significa que tu compañero es aburrido, o que esté haciendo las cosas mal en la cama; y tampoco quiere decir que tú necesariamente quieres que tus fantasías se hagan realidad. Es básicamente sólo una forma de tener una diversión sin culpas o consecuencias.

Inclusive, tus fantasías son uno de los mejores amigos de tus orgasmos. Primero ayudan para mantener tu mente enfocada en la actividad de ese momento. Piensa en esto: tú y tu pareja están entrando en calor, cuando de repente recuerdas que tienes una junta con tu jefe mañana, necesitas reparar tus botas nuevas, y no has alimentado al gato. En momentos como ése, convocando tus fantasías favoritas, puedes poner las cosas en su lugar, sacando los pensamiento no-sexuales de tu mente y permitiéndote disfrutar lo que está sucediendo en el momento.

En segundo término también tus fantasías son importantes para excitarte y ponerte de humor. Sólo el pensar en sexo puede excitarte (por eso muchos expertos piensan que la mente es el mayor órgano sexual), así que cuando te estés agasajando con un poco de sexo ya sea sola, o poniéndote sexy con tu hombre, imaginar un escenario sexual puede hacer que tus hormonas fluyan mucho más rápido.

Las fantasías también son una brillante manera de llegar al clímax cuando un orgasmo parece difícil y lejano. Cuando parece que has estado cerca, pero no lo suficiente, y por mucho tiempo, pensar en algo atrevido puede agregar la chispa cuando lo necesitas verdaderamente... y así llegar al clímax. ¿Aún lo dudas? Pruébalo –puede que te lleves una placentera sorpresa.

¿QUÉ SIGNIFICA TU FANTASÍA?

Ahora aclararemos esto, exactamente ¿qué significan tus fantasías? Y, ¿deberías hacerlas?, o dejarlas sólo como lo que son: fantasías.

Fantasía sexual secreta I
–papel que interpretas

LO QUE SIGNIFICA:

Ya sea que hayas escuchado historias de gente jugando a los doctores y enfermeras, o lo hayas jugado, o sólo imaginado, participando en diferentes papeles durante las escenas de sexo. Pero, ¿qué significa traer esto dentro de nuestro dormitorio? Judi James, experto en relaciones, y autor de *Señales sexuales: envía y decodifica* (*Sex Signals: Send and Decode*), dice: "Jugar diferentes papeles es acerca de permitir que afloren diferentes situaciones en nuestra mente, las que son restringidas en la vida real. En términos de tu vida sexual, quiere decir que estás lista y dispuesta a expandir los parámetros de tu personalidad y explorar nuevos territorios".

Las fantasías individuales también te indican cosas específicas acerca de lo que quieres obtener de tu vida sexual.

Si fantaseas con... ser una prostituta:

No te alarmes, no quiere decir que en realidad quieras ser como *Belle de Jour* (famosa prostituta), así que no salgas corriendo a buscar unas medias de seda con plumas, y zapatos de plataforma alta transparentes todavía. Simplemente estás deseando sexo sin compromisos, y sin involucrarse emocionalmente. "Las mujeres están programadas para pensar que el sexo tiene que envolver emociones, de otra manera son catalogadas como rameras", explico Judi. "Es sobre ignorar la parte emocional y enfocarse en el lado físico del sexo".

Tener esta fantasía cuando estás en una relación demuestra que estás satisfecha, explorando con alguien que es lo opuesto a lo que tú eres.

Si fantaseas con... ser un ama de casa:

Piensa en la serie *Esposas desesperadas*. Gabrielle regularmente se las arregla para hacer de las suyas con el jardinero, pero muchas mujeres pueden sólo soñar en ser pretendidas por un hombre guapo y fuerte como el de las películas. Y créeme, lo hacemos.

Este tipo de fantasías viene del deseo de ser egoísta y estar en control, y deseando un cambio en el tradicional balance del poder. Imagínate a ti misma como si fueras rica y poderosa, que pudieras tratar a tu hombre como esclavo, y que él estuviera a merced de tus deseos. Judi nos comenta, "tener esta fantasía significa que te gusta ocasionalmente tener la oportunidad de ser enérgica en la cama, pero no quiere decir que quieras mandar todo el tiempo. Refleja una buena y balanceada vida sexual que tiene buen sentido de diversión presente".

De la fantasía a la realidad

- No te sientas presionada por vestirte, jugar y actuar en una fantasía. Puede ser igual de sexy (y menos vergonzoso) si sólo participas en los diálogos.

- No esperes hasta que todo inicie y se caliente antes de que tú inicies tu parte del diálogo.
- No hagas ninguna clase de criticismo. Si dices "me gustaría estar a cargo algún día", él puede pensar que no estás feliz con lo que está haciendo. Recuerda, el ego del hombre es fácil de lastimar. Así que sugiere las cosas como preguntas, no como afirmaciones.
- Asegúrate de decirle si no quieres participar en la actuación, pero disfruta compartiendo la idea al respecto.

Fantasía sexual secreta II –sexo con tu pareja

Lo que significa:

Es muy común que las personas en relaciones de largo tiempo tengan fantasías de sus parejas, porque tienen confianza y se sienten muy seguros con ellos para experimentar. Además lo alcanzable es más erótico que lo inalcanzable y fantasear sobre cosas que nunca has hecho se vuelve más interesante por la posibilidad de que la fantasía podría hacerse realidad.

No quiere decir que tienes poca imaginación; inclusive, te da la oportunidad de dejarla volar. En lugar de preguntarte ¿con quién lo estás haciendo?, la pregunta debería de ser, ¿qué estás haciendo con él? Es una señal muy positiva el hecho que quieras tener sexo únicamente con tu pareja, aunque deberías de ser cuidadosa.

Algunas mujeres fantasean con su pareja haciéndoles muchas y diferentes cosas divertidas y excéntricas, siendo que efectivamente en ese momento realmente están cogiendo con él, lo que podría sugerir que no están satisfechas con el sexo que tienen actualmente. "Puede ser una señal de que es tiempo de empezar a introducir cosas nuevas", explica Judi. "Trata de hablar con él acerca de tus fantasías, y pregúntale por las suyas. Asegúrate de decirle que él es la persona con la que fantaseas para que no se sienta inseguro".

De la fantasía a la realidad

- No te sientas apenada o avergonzada. Las fantasías son una parte esencial en nuestro repertorio sexual.

- Ten cuidado, la excitación puede ser sólo hablar sobre la fantasía y no actuarla necesariamente.

- No trates de iniciar la acción demasiado rápido. Lo vas a amedrentar; si él te lo hiciera a ti, también te darían ganas de correr, ¡no importa cuánto tiempo lleves con él, empieza despacio!

- Déjate ir, simplemente déjate ir...

Fantasía sexual secreta III –sexo con una mujer

Lo que significa:

Muchas mujeres fantasean con tener sexo con otras mujeres, así que antes de que empieces a tratar de detectar otros signos en la mujer con tendencias demasiado amorosas hacia las mujeres, recuerda que la mayoría de las veces, esto no tiene nada que ver con tendencias lésbicas, y sí tiene mucho que ver con el hecho de que estás buscando formas novelescas de aproximarte al sexo.

También puede ser que tu pareja no te esté dando el tipo de sexo que te gustaría, particularmente si ustedes no se ven a los ojos, ni se comunican cuando se trata de estilos sexuales.

En este caso, la mujer que estás inventando es una extensión de ti misma –ella te está enseñando cómo te gustaría que te hicieran el amor.

De la fantasía a la realidad

- No te preocupes por tu sexualidad (a menos que creas tener dudas en cuanto a ti). Dile a tu pareja, él lo encontrará intrigante y excitante.
- No les digas a tus amigas. Ellas pensarán que las estás invitando.
- Usa tus fantasías para ayudarte a entender el sexo que quieres tener —y trata de traducirlo a tu pareja.

Fantasia sexual secreta IV −sexo con más de una persona

Lo que significa:

Siempre se ha asumido que el hombre fantasea más que las mujeres en un "trío". Pero mientras que es una fantasía obvia para el hombre, esto no quiere decir que quieres ser violada por todos los actores de *Perdidos* (*Lost*), algo que seguramente hemos pensado algunas de nosotras. "Esas fantasías son acerca de curiosidad", explica Judi James, "te permiten ser deseada por el número de personas que se te antojen". Una vez más te repito que no quiere decir que quieres a otros en tu vida sexual, necesariamente, estas cosas pueden terminar dolorosamente cuando está involucrada gente real. Pero es una fantasía positiva. Te estás imaginando a ti misma como el centro de atención de la gente, lo que te hace sentir bien. También muestra confianza en ti misma, esto se trata de dar tu cuerpo a dos personas.

Si fantaseas con... tener sexo con dos hombres

Esta fantasía es completamente sobre satisfacción y placer total. Pero tu novio no se debe de preocupar. "Esto no es una señal de que tu pareja no te satisface", nos explica Judi, "más bien indica que te gustaría clonar a tu novio, para tener dos como él". Demuestra que estás en tono con tu lado físico del sexo y quieres que todas las partes de tu cuerpo estén disfrutando al mismo tiempo.

SI FANTASEAS CON... TENER SEXO CON TU PAREJA Y OTRA MUJER

Tú únicamente necesitas ver los programas de *Big Brother* para darte cuenta que todos somos "mirones". La emoción de fantasías como ésta, el saber que alguien te está observando, demuestra que las antigüedades del dormitorio, ¡aún vale la pena verlas!

SI FANTASEAS CON... CAMBIAR PAREJAS.

De acuerdo con Judi James, tener fantasías de cambiar parejas puede ser una señal de una fiesta sexual; parece que te has vuelto más consciente en el sexo.

DE LA FANTASÍA A LA REALIDAD

- No te trates de convencer de que necesitas llevar a cabo tu fantasía.
- Sí, apaga la luz y usa diálogos de fantasía. Imagínense en el escenario, y digan cosas como: "Dime lo que me estarías haciendo si..."
- No te comprometas en una fantasía hasta que ambos estén seguros que es sólo una fantasía.

Fantasia sexual secreta V –dominación/sumisión

LO QUE SIGNIFICA:

La mayoría de las fantasías se componen de una persona que domina (que tiene el control), y de otra sumisa (obediente) –especialmente durante las actuaciones–. Muchas personas confunden estas fantasías con imágenes vulgares de mal gusto, que les da mala apariencia; de acuerdo con Judi James, si fantaseas seguido en ser dominante en la cama, muestra que estás en una relación que es cómoda. "Muchas de esas fantasías requieren de mucha confianza", nos explica Judi. "Pero también refleja el deseo de tomar el control de tu vida sexual y tener la oportunidad de enseñarle a tu pareja exactamente lo que te gusta".

Tener fantasías en las que tú eres completamente sumisa revelan una gran confianza sexual. Es como decirle a tu pareja: "Puedes hacerme lo que te parezca y sé que me va a gustar" nos comenta Judi. Inclusive puedes hasta llegar a decir que las fantasías de dominación y sumisión, como estar amarrada, son como una metáfora, deseando estar amarrada a tu pareja por mucho tiempo.

DE LA FANTASÍA A LA REALIDAD

- No vayas a comprar equipo para amarres (*bonding*), pensando que es la única manera de actuar en estas fantasías. Hay muchas otras formas más gentiles que no necesitan que pongas un pie en la tienda de juegos sexuales duros (*hard core*).
- Hagan cambios de papeles en las actuaciones para que los dos experimenten las mismas cosas.
- No le digas a nadie lo que están haciendo. Trátalo como una perversión secreta.
- Piensa en muchas frases, de tal forma que si sientes que tu lengua se traba las puedas usar sin avergonzarte.
- Escojan o inventen una palabra clave, de tal manera que si alguno de los dos se siente incomodo con lo que esté sucediendo, los dos sepan cuando parar los procedimientos.

Y AHORA USTEDES...

Pedí a cinco extremadamente francas mujeres nos revelaran sus más profundas y negras fantasías...

Me casé con alguien de mi edad, peo mí fantasía es tener sexo con un hombre mucho más grande –como de cuarenta y tantos años– quien haya cuidado su cuerpo a través de los años, y tenga el pelo plateado. Yo me imagino que ha de tener una gran experiencia, que es confiado y sin inhibiciones, y que me hace pasar el mejor rato de mi vida. Me aseguro de que mi esposo cuide su cuerpo, y quizás en veinte años mi fantasía se cumpla.

Jemma, 28

Yo sueño con tener sexo en un campo con el pasto moviéndose por el viento, en una tarde lluviosa, con una muy sensual mujer. Yo nunca he tratado de hacer de mi fantasía una realidad, aunque una vez besé a una mujer, e imaginé mi fantasía mientras lo hacía.

Michelle Anne, 26

Mi mejor fantasía sería estar amarrada durante el sexo, o que al momento de levantarme, a media noche, me encontrara con que estoy amarrada a la cama de las muñecas y tobillos, y que un sensual extraño empieza a frotarme aceite de bebé en todo mi cuerpo. Yo nunca me sentí lo suficientemente cómoda con mi último novio como para probarlo, de cualquier forma vivo con la esperanza...

Carolina, 25

Mi fantasía numero uno siempre ha sido estar con alguien con quien no debería. Ya sea que fuera una autoridad, como el jefe; un profesor; un hombre casado; o un amigo de mi hermano, papá, o hasta de mi novio. Por supuesto que ninguno de éstos sería una buena idea, así que no intentaré cumplirla.

Debbie, 22

Mi fantasía favorita es hacer el amor en la playa, al amanecer, y no parar hasta el atardecer. Lo he hecho varias veces –es impresionante lo rápido que aprendes a cuidarte de la arena. También he tenido otras fantasías a través de los años, como tener sexo en público, en una alberca, o un "trío" con dos amigos, y como soy bastante abierta sexualmente hablé con mis compañeros, y hemos hecho realidad casi todo lo que tengo en mi lista.

Eleonor, 30

Capítulo 9
El ejercicio para lograr el orgasmo

Mi mejor orgasmo...

He estado haciendo Pilates, y una de las cosas que aprendimos fueron los ejercicios en el piso. Tú aprietas y relajas tus músculos vaginales, practicando de cualquier forma, como el ejercicio haciendo pipí, en el que te detienes una o dos veces antes de continuar y terminar de orinar.

Estos ejercicios han hecho maravillas en mi vida sexual, desde que aprendí a contraer mis músculos puedo llegar a orgasmos que ahora son mucho más intensos.

Chloe, 27

Un pequeño esfuerzo
puede hacer una gran diferencia

Cuando quieres que tus piernas se vean fabulosas con tu minifalda te subes a la escaladora, cuando planeas participar en un maratón, vas a correr, así que si quieres orgasmos que te hagan ver estrellas, ¿qué haces? Sí, adivinaste: tienes que practicar.

Desafortunadamente, como todo en la vida, los grandiosos y verdaderos orgasmos necesitan algo de esfuerzo. Por fortuna, no tienes que hacer un gimnasio tu casa para obtener resultados favorables, no se trata de cambiar la figura de tu cuerpo, o trabajar específicamente en tu abdomen hasta que puedas rebotar una pelota en él. Es sobre tensar tus músculos, agilizar tu cuerpo y deshacerse de malos hábitos. Lo único que necesitas son algunos ejercicios, un cambio de técnica para respirar, y estarás llegando al orgasmo sin siquiera sudar (o casi).

¿Interesada? Practica los ejercicios y técnicas de este capítulo por algunas semanas, y te prometo que nunca catalogarás el ejercicio como "aburrido" otra vez...

Algo dentro de mí es muy intenso

Olvídate del interior de tus muslos, cuando se trata de un orgasmo, muchos expertos hablan sobre los músculos más importantes en tu cuerpo, que se ubican en la parte baja de la pelvis, oficialmente llamados músculos pubococcígeos, ellos forman una especie de resortera dentro de ti. Son las partes que puedes contraer y relajar durante el clímax. ¿Quieres localizarlos? La próxima vez que vayas al baño, trata de detenerte en algún momento cuando estés haciendo pipí. Los músculos que usas para esto se encuentran en la parte inferior de la pelvis.

Ejercita esos mini-milagros (muchas veces llamados ejercicios *kegel*, en honor al doctor Arnold Kegel, un famoso ginecólogo); son recomendados usualmente cuando la mujer acaba de tener un hijo y necesita empezar a fortalecer dichos músculos bajos. Pero también tienen otro uso más placentero y muy importante.

Fortalecer tus músculos de la pelvis pude literalmente cambiar tu vida sexual, no sólo los orgasmos tendrán más fortaleza y tu vagina será más sensitiva, sino que tendrás más control cuando tu hombre esté dentro de ti, y flexionándolos puede ayudarte a excitarte más rápidamente, lo que sólo puede ser beneficioso.

La mejor noticia es que los ejercicios *kegel* son fáciles de hacer, y los puedes practicar en cualquier lugar –como en tu auto o en el bar local– y nadie se dará cuenta.

¿Cómo se hacen esto ejercicios? Sentada o acostada, aprieta y relaja los músculos bajos de tu pelvis veinte veces, mientras respiras normalmente. ¡Tan simple como eso!

¿Cómo sé que los estoy haciendo bien? Pon tu mano sobre tu estómago –los músculos de tu estómago no se deben de mover, ni tus piernas, espalda o músculos inferiores–. Extrañamente, chupar una pluma, cuchara o tu dedo pulgar puede ayudarte, pero no te preocupes si lo encuentras complicado al iniciar –lo harás mejor con la práctica.

¿Qué tan seguido debo de practicar? Empieza con un solo set de veinte contracciones por día, después súbelas a cuarenta; y empieza a retener tus músculos por un par de segundos cada vez que los tensas antes de relajarlos otra vez. Haz tus *kegels* todos los días y te darás cuente de los resultados en dos o tres semanas.

¿Necesito equipo para ejercicios? No, aunque algunas mujeres que desean llevar las cosas un poco más lejos usan juguetes especiales, dispositivos, conos y dildos para ayudarles con sus *kegels*. Los puedes conseguir en Internet o en alguna tienda con servicio de entrega. Como alternativa puedes consultarlo con tu ginecólogo.

¿Cómo las puedo hacer más intensas? Trata de retener tus músculos por cinco o diez segundos antes de relajarte; o hazlos parada –tienes que trabajar más duro puesto que también estás contra la gravedad.

¿Lo puedo practicar con mi novio? Por supuesto. Prueba tensar y relajar tus músculos cuando tu hombre esté dentro de ti durante el sexo. No sólo te ayudará a localizar los músculos adecuados, también hará que el pene tenga extraordinarias sensaciones. Él estará más que feliz en ayudarte durante tus sesiones de "ejercicio".

Seis ejercicios orgásmicos

1. Para caderas felices

Tus caderas y pelvis tienen mucha acción dentro del dormitorio, pero son normalmente olvidadas durante sesiones de ejercicios normales. Así que dales una dosis extra de cariño, amor y cuidado, tus orgasmos te lo agradecerán.

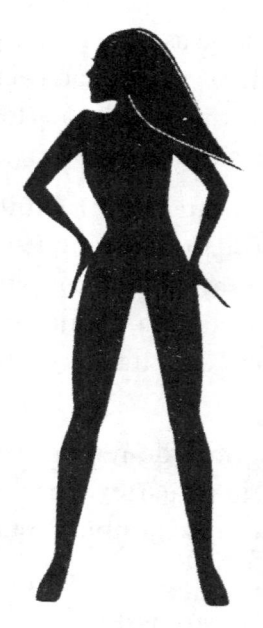

El mejor ejercicio: Párate erguida, con tus piernas abiertas unos veinte centímetros, tus rodillas ligeramente dobladas y tus manos sobre tus caderas. Lentamente mueve tu cadera hacia la derecha, como bailarina exótica, como si estuvieran haciendo un círculo. Inhala y aprieta tus músculos pélvicos (ve los ejercicios de *kegel*, página 132) mientras vas moviendo tu cuerpo hacia delante; y luego exhala y relaja los músculos mientras mueves tu cuerpo hacia atrás. Después de diez rotaciones completas, detente, y haz otras diez en dirección opuesta (contrarreloj).

Practica diariamente, aumentando gradualmente hasta llegar a veinte rotaciones en cada dirección.

¿Por qué vale la pena?: Entre más sueltas estén tus caderas, más podrás moverlas y frotarlas contra tu pareja durante el sexo, de tal manera que tu clítoris tenga completa atención. También te dará la facilidad de hacer la posición sexual que desees en el momento.

¿Quieres más? Prueba tomando algunas clases de baile exótico para unos momentos calientes y sensuales en tu relación, para mejorar la confianza y condición física de tu cuerpo, en especial tu abdomen.

2. Para fuerza en mi interior

Los músculos centrales llegan de la base de la caja torácica hasta tu pelvis y tu abdomen alrededor de tu espina —parecida a una faja—. Son vitales para todos los movimientos que haces, y te ayudan a mantener el cuerpo estable y balanceado, particularmente durante el sexo.

El mejor ejercicio: Para ejercitarlos, empieza por acostarte boca abajo sobre un tapete, toalla o alfombra, con tus codos doblados y tus manos hacia tus hombros, con las palmas hacia abajo. Después, levanta tu cuerpo del piso, como si fueras a hacer una lagartija. Todo el peso de tu cuerpo está ahora sobre tus dedos de los pies y tus manos (y codos, si lo encuentras más fácil). Mete el estómago, y mantén tu cuerpo en línea recta desde tu cabeza a los pies. Mantén esa posición por diez segundos. Practica diariamente, incrementando gradualmente hasta que puedas sostenerte treinta segundos.

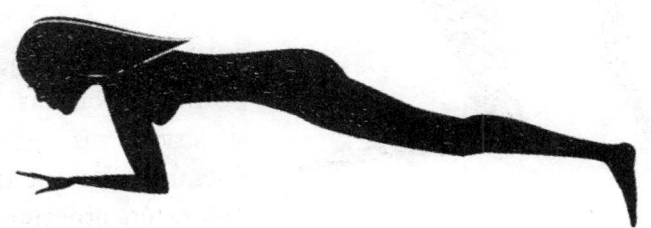

¿Por qué vale la pena?: Los músculos centrales no sólo te ayudan a mantener la posición cuando estás arriba de tu pareja o haciéndolo parados, también te permiten tener contracciones orgásmicas más intensas.

¿Quieres más?: Los ejercicios con la "pelota suiza". Son excelentes para los músculos centrales –con sólo sentarte tienes que esforzarte a hacerlos correctamente ya que tienes que mantener el equilibrio–. Como alternativa puedes preguntarle a algún entrenador que te dé indicaciones y te recomiende algunos ejercicios.

3. Para flexibilidad

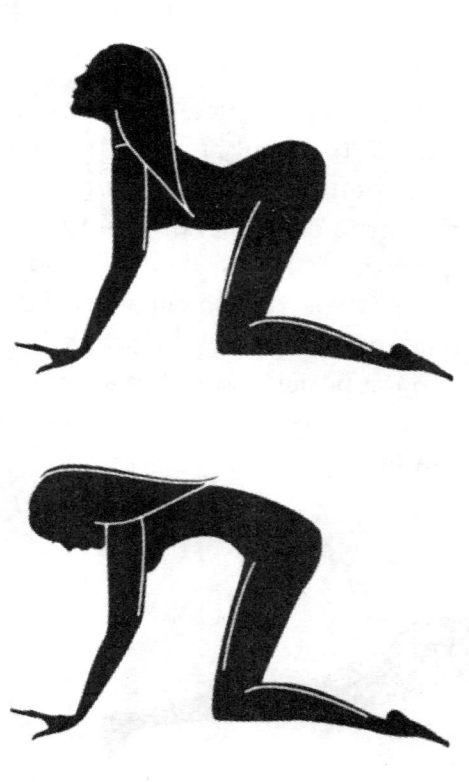

El buen sexo es acerca del ritmo, y de los movimientos fluidos –algo que no es muy bueno para las personas con trabajos de escritorio, cuyos cuerpos están más tiesos que los muertos–. Para probar tu flexibilidad, párate erguida, después dobla la cintura hacia abajo y trata de tocar tus dedos de los pies con tus manos. Si encuentras esto un poco difícil, tienes mucho por hacer.

El mejor ejercicio: ponte de rodillas –como si estuvieras gateando. Asegúrate de que tus manos estén abiertas a una distancia similar a la de tus hombros, y tus piernas, también abiertas como veinte centímetros. Después dobla tu cadera hacia arriba, de tal manera que tu espina dorsal se curve hacia abajo. Al mismo tiempo, inhala y mira hacia el techo. Mantén la posición por un par de segundos, y exhala y mira hacia abajo, moviendo tu pelvis hacia abajo y tu espina hacia arriba, mete tu estómago mientras lo haces. Haz tres repeticiones, varias veces al día.

¿Por qué vale la pena?: Entre más flexible seas, más profundo será el ángulo de penetración y más fácil será que tu hombre toque todos esos puntos especiales dentro de ti. También podrás empezar a tratar diferentes posiciones con más facilidad.

¿Quieres más? Toma algunas clases de yoga. La flexibilidad se incrementará en todas las articulaciones de tu cuerpo, ¡ah!, y las técnicas de respiración también mejorarán tus orgasmos, haciéndolos más intensos.

4. Para piernas de acero

Tú usas tus piernas mucho más de lo que te imaginas durante el sexo. Tenerlas en buenas condiciones no sólo mejorará tu vida sexual, también te verás mucho mejor en pantalones cortos.

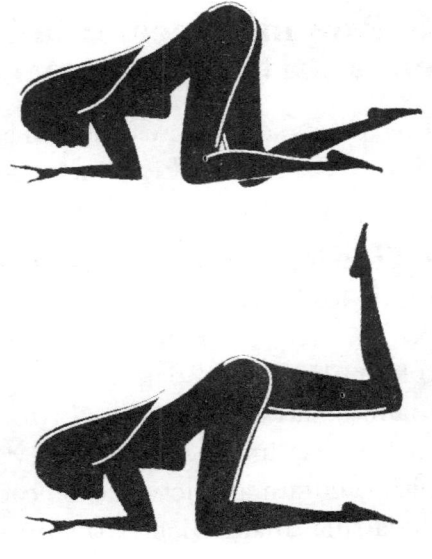

El mejor ejercicio: Ponte de rodillas, como si estuvieras gateando. Asegúrate que tus manos estén abiertas, a una distancia similar a la de tus hombros; y tus piernas, también mantenlas abiertas como veinte centímetros.

Con tu espalda derecha y jalando hacia adentro el estómago, agáchate hasta que tus codos toquen el piso. Después, manteniendo la rodilla en la misma posición, apretando tus músculos inferiores de la cadera como sabes hacerlo, levanta tu pie derecho hacia el techo, hasta que tu pierna quede paralela al piso. Lentamente baja la pierna a la posición inicial. Después de diez repeticiones, repítelo con la pierna izquierda. Practica diariamente y ve incrementando las repeticiones hasta que logres hacer tres series de diez en cada lado. Éste es uno de los favoritos en el ejercicio aeróbico, y también funciona para tus nalgas.

¿Por qué vale la pena? Piernas fuertes son un verdadero bono extra para algunas posiciones sexuales, y algunos expertos creen que los músculos bajos de la pelvis están conectados con tus tendones.

¿Quieres más? Súbete a tu bicicleta en una clase de *spinning*, al mismo tiempo que ejercitas tus piernas mejoras tu ritmo cardiovascular –vital para la fuerza en la cama.

5. Para incrementar la fuerza en la parte superior del cuerpo

Los tríceps son los músculos en la parte de atrás de la parte superior de tus brazos. Ejercitarlos tiene mucho más beneficios que sólo verse bien con un chaleco puesto...

El mejor ejercicio: Las protuberancias que marcan los músculos de los brazos son fáciles de obtener y no toma mucho tiempo. Empieza por sentarte en la orilla de una silla, escalón, cama, o hasta la tina del baño, con los brazos firmes a los lados y tus manos agarrando la orilla. Estira las piernas hacia adelante, con tus rodillas un poco dobladas y las plantas de los pies sobre el piso. Lentamente levanta tus caderas hacia adelante alejándote de la silla, manteniendo tus brazos derechos, hasta que sostengan todo el peso de tu cuerpo.

Ésta es la posición inicial. Después, baja tu cuerpo doblando lentamente tus codos —asegúrate que está en línea detrás de ti en lugar de a los lados—. Mantén tus caderas cerca de la orilla conforme vas bajando, y detente a unos centímetros del suelo —antes de que tus brazos lleguen a un ángulo de noventa grados, o sientas algún dolor en tus hombros. Después lentamente estira tus brazos y regresas a la posición inicial. No te olvides de la respiración —exhalas de bajada e inhalas hacia arriba—. Haz de quince a veinte repeticiones, un par de veces por semana.

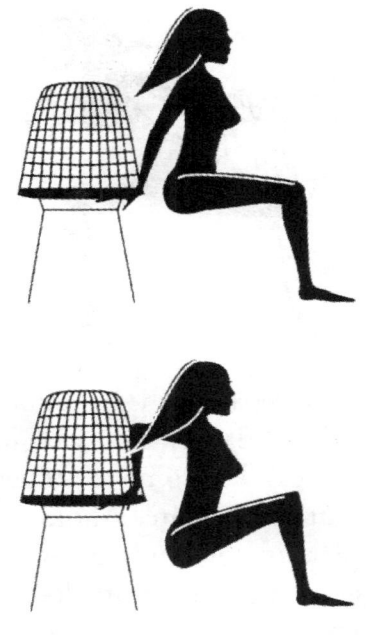

¿Por qué vale la pena? Unos brazos fuertes hacen un deleite la posición parada erguida, sobre nuestros pies, con la mujer arriba, y algunas veces con movimientos bruscos y acompasados. Lo que significa que te puedes colgar del cuello de tu hombro para llegar al orgasmo que mereces, sin empezar con dolores en tus brazos que echen a perder la diversión.

¿Quieres más? Utilizar unas pesas llamadas "mancuernas" es una de las maneras más rápidas de mejorar y aumentar el tono muscular de tus brazos; pide al instructor de tu gimnasio que te enseñe sus músculos, perdón, cómo usarlos propia y efectivamente.

6. Para pantorrilas, cadera y nalgas

Es tiempo de dejar de ver la parte de las nalgas como un problema. Los músculos ahí son extremadamente fuertes y en sólo

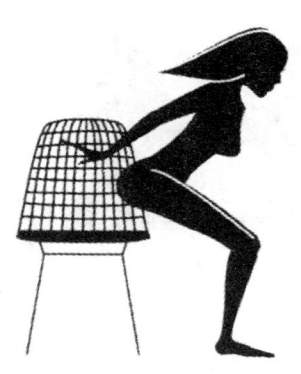

unas semanas, con algunos minutos de ejercicio diariamente, los tendrás trabajando a tu favor.

El mejor ejercicio: la posición en cuclillas es fácil de hacer, pero no te vayas con la finta, no hay mejor manera de poner en forma tus muslos y nalgas. Empieza por pararte frente a una silla con tus brazos descansando a los lados de tus caderas, coloca tus pies un poco separados y las rodillas dobladas levemente. Manteniendo tu espalda derecha, lentamente dobla tus rodillas en posición de cuclillas, como si te fueras a sentar en la silla. Justo antes de sentarte detente. Ahora párate, nuevamente, enderezando tus piernas, apretando tus nalgas conforme vas regresando a la posición original. Repite doce veces. Increméntalo a tres series dos o tres veces a la semana. Un par de puntos para seguridad: nunca curves o dobles tu espalda y siempre mantén tus rodillas en línea con tus dedos, en lugar de doblarla hacia adelante. ¿Quieres hacerlo más difícil? Prueba sosteniendo una barra de ejercicio sobre tus hombros (como las señoras que cargaban la leche hace muchos años), una pesa abrazada contra el pecho; o toma una pesa en cada mano a tus costados.

¿Por qué vale la pena?: Unas nalgas y muslos fuertes te ayudan cuando quieres ponerte en cuclillas sobre tu pareja durante el sexo, además si te las aprietan con firmeza cuando estas por llegar al clímax, te hacen alcanzarlo con más rapidez e intensidad.

¿Quieres más? El *kick boxing* es excelente para trabajar esas regiones. Concéntrate en ejercicios de patadas hacia arriba para obtener máximos beneficios.

Y RESPIRA...

La tensión crece, puedes sentir que la excitación llegará al máximo, ya casi llegan... así que deja de respirar para que exprimas ese delicioso orgasmo. Es natural tratar de detener tu respiración conforme se tensan tus músculos para lograr un gran orgasmo, pero si haces eso será menos probable que el orgasmo llegue. Lo que tu cuerpo necesita en esos momentos es oxígeno –mucho oxígeno.

El oxígeno es vital para el funcionamiento de cada célula del cuerpo. Durante el sexo todos los músculos de tu cuerpo están trabajando –particularmente aquellos entre tus piernas, pelvis y vagina–. Para que puedan funcionar propiamente, necesitan energías en forma de oxígeno. Pero el oxígeno no sólo incrementa tu estamina durante el sexo, también incrementa tu circulación, metabolismo, ayuda a tu cuerpo a relajarse (esencial para el orgasmo) y mantiene tu cerebro enfocado en lo que está sucediendo en tus órganos sexuales.

El problema es que la mayoría de las mujeres somos flojas en nuestra respiración. Cualquiera que alguna vez haya escuchado gritar a un bebé puede asegurarte que nacimos usando nuestros pulmones propiamente; pero conforme fuimos creciendo lo olvidamos, y empezamos a usar sólo la parte superior de nuestros pulmones, respirando suavemente en lugar de respirar profundamente.

Volviendo al uso apropiado de nuestros pulmones –y haciéndolo en el punto de llegar al orgasmo– se puede incrementar la cantidad de oxígeno que nuestro cuerpo necesita, y por lo tanto mejorará tu vida sexual diez veces. Y la buena noticia es que es fácil de hacer.

Primero identifica tu estilo de respiración. Sentado o parado, erguido o acostado, derecho, sobre tu espalda en el piso, pon una mano en el estómago y respira como normalmente lo haces, fijándote cómo tu pecho, o tu mano, se mueven hacia arriba. Si tu pecho se eleva tienes bastante que mejorar.

Practica los siguientes ejercicios todos los días:

I. Respira despacio por tu nariz cinco veces, tratando de empujar tu estómago con tu mano hacia arriba mientras se va llenando de aire.

II. Ahora deja de respirar por cinco segundos.

III. Ahora, exhalaa por tu boca cinco veces. Mientras lentamente presionas hacia abajo tu estómago con tu mano.

IV. Repite los pasos I, II y III por un minuto.

Incrementa el tiempo de práctica hasta que puedas manejar mínimo cinco minutos. Haz esto regularmente, y en poco tiempo te darás cuenta que estás respirando propiamente, sin ni siquiera pensarlo.

Capítulo 10
Fingiendo

Mi mejor orgasmo...
Yo solía ponerme muy tensa cuando no podía llegar al orgasmo durante el sexo. Después de muchas mediocres sesiones se lo confié a mi amiga Becky. Ella alguna vez tuvo el mismo problema, pero una vez que aprendió a concentrarse en las delicias de los juegos sensuales y caricias y experimentó varias posiciones —en lugar de preocuparse por llegar al clímax— tuvo mucho más satisfacción. Ella me hizo darme cuenta que el buen sexo no es sólo sobre el "gran orgasmo". Desde ese día tomé la sugerencia de Becky, y desde entonces he tenido muchos más orgasmos, y de todas formas.

Leigh, 26

¿POR QUÉ ESTÁS FINGIENDO?

¿Qué frase de tres palabras, aparte de "y el doctor", es la peor que un hombre puede decir después del sexo?, por supuesto: "¿llegaste al orgasmo?" Si no lo hiciste y dijiste sí, estás mintiendo y probablemente te sientes culpable. Pero decir no, es igual de malo —no sólo porque te sientes incapaz, sino porque tu hombre se siente frustrado también.

¿Por qué te sientes así? Porque, en lugar de aceptar —y admitir— que algunas veces simplemente no vas a llegar al orgasmo, lo fingimos o terminamos tartamudeando, inventando una excusa: "No, no, no... eres tú, soy yo", o "Lo siento pero estoy muy cansada", como si estuviéramos comprometidos bajo contrato con horarios y fechas de cumplimiento.

Hay muchas razones —sólo checa las diez principales situaciones que pueden cambiarte el humor, y destruir cualquier posibilidad de llegar al orgasmo en las siguientes páginas, para principiantes—, pero una de las más grandes, por mucho, es porque queremos llegar al orgasmo todo el tiempo. El orgasmo se ha convertido en la meta de todos los encuentros sexuales, estamos embrujados, diciéndonos a nosotras mismas que el sexo es incompleto sin el orgasmo. Es una pena, porque enfocándose en el resultado final, nos perdemos toda la diversión que podrías tener la mayor parte del tiempo. Y la ironía es que entre más intentes llegar al orgasmo, más probable es que no suceda.

Los hombres también son culpables de esta falsa creencia, si no es que más. Ellos asumen que si no hacen que su pareja llegue al orgasmo, sus técnicas en la cama de alguna manera no están funcionando. Nosotras las mujeres nos percatamos del problema, y entonces lo fingimos para evitar herir a nuestro hombre. O lo fingimos porque sabemos que él estará penetrándote y tratando con todas sus fuerzas de recibir la respuesta que espera, aunque después de varios minutos de estar viendo al techo, se convierta en nada más que algo aburrido para ti. Así que aquí están los hechos reales. Los hombres tienen prácticamente garantizado llegar al orgasmo cada vez que tienen sexo, pero las mujeres son diferentes. Nos toma más tiempo y las condiciones deben de ser favorables en muchos sentidos para que lleguemos al clímax. Suma a esto el hecho de que los terapistas dicen que en promedio, de cada diez orgasmos con el mismo compañero, encontrarás que dos fueron fantásticos, dos terribles, y seis un poco mejores o peores que los regulares, y esto le da sentido perfectamente al porqué las mujeres no llegan al orgasmo todas las veces. Aceptar esto –y que lo acepte tu pareja– es la llave para no volver a fingir nunca más.

¿UNA PEQUÑA MENTIRA O UNA GRAN CENA?

Si eres una mentirosa compulsiva en la cama, no eres la única. En una encuesta de la revista *Company*, un enorme 70% de las mujeres dijeron haber fingido un orgasmo por lo menos alguna vez en su vida: 17% de ellas dijo que casi la mitad de las veces; 28% solían fingir regularmente con sus ex esposos, pero ya no lo hacen con sus actuales parejas; y 5% admitió fingir cada vez que tenían sexo.

Si todas estamos fingiendo ocasionalmente, se nos ocurre la siguiente pregunta: ¿el fingir el orgasmo es realmente tan malo? Expertos difieren en este tema. Algunos dicen que fingir es como decir una pequeña mentirita blanca. Si el 95% de tus orgasmos son de buena fe, el orgasmo fingido es perfectamente aceptable, mientras que estás haciéndolo para salvar los sentimientos de tu pareja. Otros, sin embargo, dicen que cualquier engaño en la cama está dañando tu relación, puesto que rompe la confianza, y podría ser el principio de un círculo vicioso. Si parece que tienes un orgasmo cada vez que tienes sexo, tu hombre empezará a esperar lograrlo todo el tiempo, y tú estarás bajo mayor presión de seguir ganando trofeos (como si lo fueran). Si su relación continuara por años, y tu hombre descubriera algún día que has estado fingiendo por tantos años, destrozarías sus sentimientos mucho más que si hubieras admitido desde el principio que sólo llegabas al orgasmo algunas veces.

Re-entrenando a tu hombre

Si estás entrando a una nueva relación, puedes evitar la trampa de fingir, siendo honestos desde el principio. Explica que tú no siempre tienes orgasmos durante el sexo, pero que no tienes que tenerlos —es simplemente un bono extra que algunas veces aparece y otras no—. Una vez despejada esta situación encontrarás que te estás relajando cada vez más y que estás deleitándote con más orgasmos que nunca antes.

Si han estado juntos por un tiempo, cuidado de decirle a tu pareja que tú no tienes orgasmos durante el sexo porque puede ser medio delicado. Así que habla de esto con cuidado. Empieza por ser más abierta con él, en general; dile lo que te gusta y de lo que hubieras querido tener más después de haber tenido sexo.

Después, una vez que él esté acostumbrado a la idea de hablar de sexo entre ustedes, sugiere algunas nuevas posiciones para probar en la cama (el capítulo seis tiene varias posiciones). Si no llegas al orgasmo con esas posiciones díselo. Explícale que mientras estabas completamente excitada, y te gustaría tratarlo otra vez, tú no llegaste al clímax —puede que tu novio tenga algunas sugerencias para mejorar las cosas la próxima vez.

Habla de las razones por las que piensas que no llegaste al orgasmo: a lo mejor él dijo algo que te hizo perder la concentración justo antes del clímax; o a lo mejor te faltó más lubricación; o a lo mejor no estabas lo suficientemente relajada. Él no se sorprenderá, ni se sentirá ofendido o lastimado, porque es algo que ninguno de los dos ha experimentado con anterioridad.

Ahora ya puedes empezar a probar con diferentes técnicas, hasta que encuentres algo que te funcione. Él también se acostumbrará a la idea de que tú puedes disfrutar el sexo sin llegar al orgasmo; y una vez que la presión desaparece puedes iniciar la vida sexual que deseas.

LAS DIEZ PRINCIPALES ACCIONES EN CONTRA DEL ORGASMO

El sexo en el cine, es suave y gracioso. Todos ellos se ven tan guapos, y las mujeres todas están preciosas, la suave luz, las sábanas son de seda oriental, y las parejas quieren despedazarse la ropa uno al otro, a toda hora y en cualquier lugar para un largo y caliente encuentro sexual. Pero el sexo real no es así, las cosas de la vida diaria parecen estorbar, muchas veces es más fácil ganar la lotería que llegar al clímax. Cuando sucede, es tentador y me encanta sumar mis mejores facultades de actuación para fingir el orgasmo. Ojalá hubiera una manera de arreglar y garantizar orgasmos reales todo el tiempo. Sin embargo, aquí te presento la forma de solucionar los diez principales problema para llegar al orgasmo.

Tú lo finges porque... lo deseas demasiado

Muchas veces los orgasmos son muy elusivos, para llegar al clímax, tu cuerpo y mente deben estar completamente relajados y "afinados". Sobresale el hecho de que entre más quieres llegar al orgasmo más difícil lo encuentras, te pones tensa, te distraes, y todos los sentimientos de placer que tenías se pierden en una neblina de frustración y descontento. Así que, deja de fingir.

¿Cómo volver a la realidad? Necesitas cambiar la manera en que piensas acerca de los orgasmos. Deja de verlos como algo que tienes que lograr cuando llegas a tener sexo, y empieza a verlos como un boleto de lotería, es fantástico si ganas, pero si no, aún puedes divertirte jugando. Concéntrate en el lado divertido del sexo, la intimidad que crea entre tú y tu pareja, las fuertes sensaciones de cosquilleo que te atraviesan la espalda; tus orgasmos vendrán cuando estén listos.

Tú lo finges porque... eres tímida

Todas hemos estado ahí. Estás haciendo el amor y tomando tu paso, cuando de pronto te das cuenta con horror, que tus piernas están temblando como gelatina, tu estómago está danzando peligrosamente sobre la cabeza de tu marido y tus senos están meciéndose de un lado a otro como dos globos medio desinflados. No hay otro asesino de pasiones como el sentirse tímida y desconfiada en la cama... así que rápidamente haces que agarre la vagina y suspiras profundamente tratando de distraer su atención de tus partes flácidas, y te le dejas ir sobre el pene. ¡Puf!, eso estuvo cerca.

> **¿Cómo volver a la realidad?**: Antes que nada recuerda que tu hombre no estaría contigo si no te encontrara sexy. En segundo lugar, en lugar de alejar su atención de las imperfectas partes de tu cuerpo (en caso de que las tuvieras), cámbiale el juego diciéndole las cosas que te gustan de su cuerpo; y pídele que te diga las cosas de tu cuerpo que le gustan de ti. Las respuestas pueden ser placenteramente agradables.

Tú lo finges porque... estás estresada

Los orgasmos empiezan en tu cerebro, así que si tu hombre se pone lujurioso cuando has tenido un día difícil en la oficina, o estás preocupada por el balance de tu banco, tu mente no estará concentrada para lo que él pretende. Es prácticamente imposible que puedas llegar al clímax si estás pensando cosas completamente no-sexuales; para cuando tú regreses a la realidad y te des cuenta que tu novio lleva más de una hora tratando de ponerte de humor, sin resultados, entonces ambos estarán deseando un orgasmo fingido para dar por terminada esa triste situación.

¿Cómo volver a la realidad?: Lo creas o no, el sexo es una de las mejores curas para el estrés, ya que secreta hormonas que te hacen sentir positiva y lista para afrontar cualquier cosa. Pídele a tu pareja que te dé un masaje, métete a la tina con él, o hazlo que te lea una historia sexual; esas actividades bajarán tu presión sanguínea, relajarán tu cuerpo y pondrán sexo en tu mente, que es mucho mejor que el estrés.

Tú lo finges porque…
estás demasiado seca

Las mujeres necesitan por lo menos veinte minutos de jugueteo para excitarse lo suficiente para llegar a un orgasmo. Durante ese tiempo tu cuerpo produce secreciones para ayudar a que el pene resbale fácilmente dentro de ti. Si tu hombre te penetra antes de que tu cuerpo esté listo, te sentirás un poco incómoda y adolorida —y el anhelado el orgasmo será la última cosa que pase por tu mente—. Otras causas por las que la vagina pierde su humedad es por cierto tipo de pastillas anticonceptivas, cambios hormonales, en ciertos días de tu ciclo menstrual, y jabones perfumados y cremas para el baño. Ésta es una causa realmente común de insatisfacción sexual y muchas mujeres fingen que llegan al orgasmo sólo para terminar el coito y que la fricción se detenga.

¿Cómo volver a la realidad?: Existe una salida sencilla para resolver esta situación. Ya sea que insistas en más jugueteos y caricias (haciéndolo que te dé sexo oral, o definitivamente ayudando para agilizar las cosas), o si estás desesperada por un "rapidín", usando una buena cantidad de lubricante.

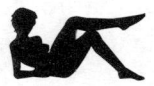

Tú lo finges porque...
su técnica es equivocada

Tristemente, no todos los hombres nacieron siendo unos dioses para el sexo. Levanten las manos quienes reconozcan la siguiente situación: tú estás en cama y tu novio está jugando con tus pezones, como si fueran botones de radio, soplándoles y bombeándolos como si estuviera inflando una llanta, o masajeando tus partes con tanta fuerza que se siente como si te estuvieran tocando con papel para lijar madera. Esperemos que esto suceda sólo con tu nuevo hombre, pero hasta los amantes de largo tiempo son culpables de frotarnos de la manera equivocada. ¿Cómo hacerlo parar? Lo finges, por supuesto. Y francamente, ¿Quién te puede culpar?

> **¿Cómo volver a la realidad?:** Tu novio necesita instrucciones, pero en lugar de dárselas como si fueras policía de tránsito, gentilmente mueve su mano al lugar que deseas, o susúrrale algo como "me encanta cuando me tocas ahí", para estimular su buen comportamiento. Alternadamente, si te sientes valiente, toma el asunto en tus manos y enséñale exactamente cómo te gustaría que te tocara. Esto lo puedes hacer dándole "el mejor lugar de la casa", la siguiente vez que te consientas y le permitas ver la forma en que te das placer tú sola.

Tú lo finges porque...
no estás de humor

Algunas veces tus hormonas son las culpables. Muchas veces es porque te tienes que levantar temprano el siguiente día y sólo quieres descansar, o tu programa favorito está por empezar. Cualquiera que sea la razón, simplemente no tienes ganas de sexo, así de simple. Sin embargo, los hombres, como bien se dice, piensan en sexo cada seis segundos (sí, ¡inclusive durante el noticiero!). Entonces, ¿qué hacer cuando tu otra mitad quiere acción? En lugar de rechazarlo y causar una discusión, accedes a sacrificarte, pero lo finges y llegas al clímax mucho más rápido. Asunto arreglado. Él está contento y complacido y tú puedes regresar al televisor a terminar tu comedia, ¿verdad? ¡Pues no!

> **¿Cómo volver a la realidad?**: Tienes un par de opciones, si tú crees que más adelante puedas tener ganas de sexo, díselo, y sugiérele que por el momento sólo te abrace. O dile cuánto te excita verlo masturbarse, y hazlo que te haga un show. De esa manera él quedará satisfecho y tú no tienes que demostrarle tus cualidades de actriz. Otra alternativa sería decirle lo guapo que es, y cuánto te gustaría una buena cogida, pero que de momento no serías buena compañía en la cama. Si lo ves enojado, pero sumiso, ofrécele que sólo te abrace o dale un breve masaje como premio de consolación, y asegúrate de ser la que inicie la diversión la próxima vez...

Tú lo finges porque...
la atmósfera no es la adecuada

Es difícil sentirse sexy cuando las compañeras con las que rentas la casa, tienen la música a todo volumen en la recámara de al lado; o cuando parece que a la recámara de tu novio le pasó un huracán; o la luz de tu recámara es como para iluminar un estadio; o estás en la bodega de tu escuela. Algunas mujeres pueden tener sexo en cualquier lugar, y en cualquier situación, pero la mayoría necesitamos un poco de paz y tranquilidad, y el lugar óptimo para verdaderamente dejarnos ir y disfrutar plenamente. Sin embargo, en lugar de admitir que tu hombre está humedeciendo tu flama, es más tentador tomar la opción menos humillante, fingirlo —y después dejarlo ahí acostado, mientras tú te sales de un brinco de la cama.

¿Cómo volver a la realidad?: Lo que necesitas es preparar el escenario. Cambia el foco de 100 watts por uno más suave, de 40; planea una velada romántica cuando tus compañeras de casa hayan salido en una noche de diversión, y sugiérele a tu pareja que haga limpieza general en su recámara (dile que sentiste como si estuvieras en un prostíbulo, y que a ti te gustaría tener sexo más seguido en su cuarto; después recuéstate y obsérvalo limpiar su recámara en atención a tan sensual petición...) Una vez que realmente te puedas relajar, tu orgasmo debe de llegar sin problema alguno.

Tú lo finges porque... estás cansada

El cansancio es otro gran problema para el sexo. Tu cuerpo no funciona propiamente cuando está completamente agotado, después de todo con trabajos te puedes mantenerte despierta, ¿cómo vas a poder llegar al clímax? Pero decirle "hoy no mi amor, estoy cansada" suena como un cliché, y parece más fácil aceptar un "rapidín" y fingirlo. De tal manera que los dos terminen y se den la vuelta para dormir sin más preguntas.

¿Cómo volver a la realidad?: Si verdaderamente no quieres herir los sentimientos de tu pareja negándole la diversión, necesitas hacerlo gentilmente –y si es razonable, a él honestamente no le importará– después trata de hacer el sexo más cómodo y flojo que tenemos en nuestro repertorio. Dile a tu pareja que no te sientes muy cómoda, que estás muy cansada, y sugiere una posición que requiera el mínimo esfuerzo físico de tu parte, como "las cucharas" (página 93), en la que él se acuesta de lado a tus espaldas y hace todo el trabajo. Con algo de suerte, y como de todas maneras ya están en la cama, tú no tendrás que mover ni un dedo una vez terminada la diversión.

Tú lo finges porque... duele

Sexo + dolor = no orgasmo. Pero muchas mujeres a las que les duele la vagina durante el sexo, en lugar de admitir que existe un problema allá abajo, optan por fingir el orgasmo. Esto no le favorece a nadie. Todavía te está doliendo la vagina, y ahora para empeorar las cosas también te sientes culpable por fingir.

> **¿Cómo volver a la realidad?**: El sexo puede doler por razones físicas, médicas o psicológicas; lee el siguiente capítulo donde te damos una lista detallada al respecto. Pero no hay razón para sufrir en silencio: haz una cita en tu clínica y consúltalo con tu doctor. La respuesta puede que sea sólo algún tratamiento de antibióticos. Y no te sientas apenada –el doctor de tu clínica ha visto y escuchado de todo, así que no te preocupes.

Tú lo finges porque... te preocupa quedar embarazada

Un problema muy común es el temor de quedar embarazada, esto ha causado que muchas mujeres tengan que fingir sus orgasmos. Los orgasmos requieren una mente clara, así que si a mitad del camino te entra el pánico porque olvidaste ponerte el condón, o estás usando uno, pero te angustia saber que esté bien puesto, o repentinamente recuerdas no haber tomado tu pastilla anticonceptiva, nunca vas a llegar al grandioso orgasmo.

> **¿Cómo volver a la realidad?**: Los hombres son buenos para muchas cosas (arreglando coches, matando arañas...), pero cuidarse del embarazo no es una de sus fortalezas. Eso no quiere decir que ellos no sean responsables, pero la única manera de asegurarte que estás protegida contra el embarazo es haciéndote cargo tu misma. Si tienes problemas para recordar tomar tu píldora, prueba

con las inyecciones o con los implantes anticonceptivos, mismos que duran un mes. Si tu pareja siempre olvida comprar condones, pon un par en tu bolsa de mano. Si él se rehúsa a usar anticonceptivos de cualquier forma, a lo mejor es tiempo de empezar a buscar su remplazo...

Ahora tú platicame...

Pedí a cinco mujeres confesar sus dramas en la cama y decirme lo que descubrieron, y que crean pueda ser la llave para tener orgasmos verdaderamente reales todo el tiempo.

No tenía experiencia...
Solía fingir mis orgasmos porque no tenía experiencia y no sabía qué hacer en la cama.

Mi clave para tener verdaderamente orgasmos reales es...
Para mí la clave es tener sexo con la pareja adecuada. Yo únicamente he experimentado orgasmos con mi esposo porque me siento confiada y muy cómoda teniendo sexo con él, y no siento pena, como con mis parejas anteriores.

Tina, 26

Tengo poca energía para el sexo...
¡Los finjo todo el tiempo!, sólo he tenido dos largas relaciones en las que ha habido sexo. La primera fue cuando tenía diecinueve años y duró cuatro años, fingí tener orgasmos por mucho tiempo porque perdí interés en él y quería terminar la relación rápidamente. Yo tenía poco deseo sexual porque me encontraba deprimida, y tenía dificultad en alcanzar el orgasmo, ya casi al final de la relación, ni siquiera podía lograrlo yo sola, así que era más fácil mentir que tratar de llegar a lo inalcanzable.

En mi actual relación, en la que llevo un año, que es con un hombre joven de dieciocho años, finjo el orgasmo sólo para que no trate con tanta vehemencia. Una vez que él cree que ya llegué al clímax, nos podemos relajar y disfrutar realmente del sexo, y entonces yo obtengo mi orgasmo profundo y verdadero. A mí me encanta tener sexo con él, y el hecho de que yo finja no es de ninguna manera el reflejo de sus actuaciones en la cama. Yo soy una reina del drama, y le hace sentir bien pensar que llego al clímax una y otra vez. También me hace sentir bien porque me encanta el juego que me va llevando lentamente a mi brillante "gran orgasmo".

Mi clave para un orgasmo real es...

En efecto debo de estar excitada mental y físicamente —deseando y esperando que suceda—. Las mejores posiciones para mí no son las que involucran confianza, sino más bien movimientos que se rocen y presionen nuestros genitales, y cuando mi clítoris roza en la base de su pene, mientras él se mueve dentro de mí, la cercanía es todavía más excitante; puedo sentir sus testículos palpitando mientras llega al orgasmo dentro de mí.

Kathy, 24

No quería lastimarlo...

Fingí mis orgasmos porque no quería herir los sentimientos de mi pareja.

Mi clave para un orgasmo real es...

Encontré que para mí, la manera de tener sexo y llegar al orgasmo casi siempre es moverme rítmicamente con mi pareja. De esa manera, él me penetra profundamente y algunas veces mi clítoris también es estimulado. Es muy sensual, me excita cuando está por llegar al orgasmo, su pene se endurece aún más, y eso también me hace llegar al clímax.

Ann, 26

Quería terminar con el asunto...

Admito que he fingido orgasmos. Suena terrible, pero la razón era que quería tener sexo, y para solucionar el problema rápidamente, accedí, pero al final lo fingí, no había manera que yo fuera a llegar al orgasmo, y sabía que él no lo haría hasta que yo llegara al clímax antes que él.

Mi clave para un orgasmo real es...

Aprendí que sólo relajándote y sin preocuparte o estresarte acerca de llegar al orgasmo, es mucho más probable que lo consigas.

Carol, 25

Me aburrí...

He fingido sólo algunas veces, en las raras ocasiones en las que yo perdí el interés en lo que estaba sucediendo, o porque él no terminaría hasta que yo me viniera, o estaba aburrida y sólo deseaba que se terminara el momento. Lo chistoso es que a pesar de que los hombres quieren que creamos que les importa si llegamos al clímax o no, la verdad es que ¡no les importa! Algunas veces sólo les tienes que dar un palmada en la espalda para su ego.

Mi clave para un orgasmo real es...

Masturbación. ¡Tienes que hacerlo! No sólo porque puedes, sino porque debes probarlo y te da la oportunidad de descubrir qué es lo que verdaderamente te gusta, quieres y necesitas. También, si no estás cómoda contigo misma desnuda, o durante el sexo, te da la oportunidad para empezar a sentirte mejor con tu cuerpo en todas las formas –para desearlo, para usarlo a tu favor y para que él vea lo que puedes hacer–. Yo creo que la masturbación es una de las más importantes y efectivas maneras de elevar tu autoestima.

Donna, 29

Capítulo 11
Cuando el sexo lastima

Mi mejor orgasmo...
Esto va a sonar un poco como el lado médico de las relaciones sexuales, pero el mejor orgasmo que he tenido fue después de una operación de endometriosis. Yo había estado con mucho dolor por algún tiempo, y para ser sincera, el sexo se había vuelto como un quehacer, como una obligación. La cirugía era mi última opción y aunque estaba preocupada por el resultado, puesto que podría funcionar o no, después de esperar un par de semanas, no podía creer la diferencia. En cuanto me di cuenta que el dolor había desaparecido me dejé ir en tener sexo, y desde entonces, sólo ha mejorado.

Becky, 28

ALGUNAS VECES EL SEXO PUEDE OCASIONAR DOLOR EN TUS GENITALES

Cuando el sexo es más que un "¡ay!", que un "¡ah, mmm!", puede haber una simple razón —y una fácil solución—. Sin embargo, muchas mujeres prefieren sufrir por semanas, o hasta años antes de asistir con un doctor. En algunos casos los doctores no las toman en serio. Así que aquí están, para que tú los conozcas, los mayores problemas y soluciones para tener el mejor sexo, desde alergias hasta vaginismo —y huéspedes de otras condiciones que tú probablemente no tenías idea que existían–. Si tener sexo te duele, infórmate de las posibles causas y toma acción inmediatamente –tu cuerpo, tu vida sexual y tus órganos te lo agradecerán.

Cuando es físico...

Tu cuerpo aún no está listo

Entre diez y treinta segundos después de que empiezas a jugar y acariciar a tu pareja, dos pequeñas glándulas en ambos lados de tu vagina comienzan a secretar un fluido lubricante para prepararte para la penetración. La cantidad que se produce y la rapidez, varían enormemente de una mujer a otra. Si tu pareja te penetra antes de que estés propiamente excitada, no será una sorpresa que te haga sentir incómoda. Pídele que se tome más tiempo, calentando motores para el "gran evento", o si no puedes resistir mucho tiempo, un "rapidín" es la respuesta, pero usa una buena cantidad de lubricante.

Eres demasiado limpia

Créelo o no, pero puedes ser demasiado higiénica. Usar limpiadores y desodorantes vaginales pueden cambiar el balance natural de bacterias de tu vagina y reducir la lubricación natural. Una vagina sana se mantiene limpia en forma natural, así que lo único que debes hacer es lavarte bien con agua y jabón, o jalea para baño sin esencias.

Es el día del mes

Justo antes y después de ovular tus niveles hormonales se elevan, y produces menos fluidos cuando estás excitada, lo que puede traer demasiada fricción durante la penetración. Durante la misma ovulación, los ovarios de algunas mujeres se vuelven súper sensitivos. Tu hombre puede que los roce durante el coito, causando un gran dolor. Si crees que ése puede ser el caso, prueba cambiar la posición a una más cómoda.

Es muy grande

Más grande no siempre significa mejor cuando se trata de equipo sexual. Tu vagina debe ser capaz de acomodar cualquier tamaño de pene, pero puede tomarse unos minutos para hacerlo. Conforme te vas excitando, tu vagina se alarga y expande, y el cuello de tu útero se remueve hacia arriba y hacia atrás. Esto puede llevarse hasta veinticinco minutos, así que si tu pareja está bien dotado y te penetra demasiado rápido, te puede doler. Muchas caricias y bastante lubricación artificial debería ser suficiente. La buena noticia es que, conforme te sigas excitando, continúas expandiéndote por dentro, así que después de las primeras penetraciones, hasta esos hombres con penes de considerable tamaño, que se hacen llamar "víboras de pantalón", deben poder deslizarse sin mucho problema.

Tenemos una alergia

Crema espermicida, perfumes de baño y el látex de los condones pueden causar inflamación e irritación si eres alérgica. Usa únicamente jabones sin perfume o jaleas de baño. Si esto te suena familiar y piensas que los condones pueden ser el problema, prueba cambiando a una marca sin espermicida, o a otra variedad hechos con poliuretano.

Estás tomando la píldora

Algunas mujeres pueden tener problemas de resequedad vaginal causado por el anticonceptivo que están tomando. Algunas marcas bajan tus niveles de progesterona, que es lo que mantiene la humedad en tu vagina. Si empezaste recientemente a tomar la píldora, o has cambiado la marca de las píldoras anticonceptivas, le tomará a tu cuerpo algunos meses poder acostumbrarse, pero si tu condición no mejora, habla con tu ginecólogo y prueba otra marca que sea más adecuada para ti.

Es la manera en que fuimos hechas

Mientras que todos tenemos el mismo equipo, no lo tenemos siempre distribuido de la misma manera. Algunas mujeres usan ciertas posiciones para bajar su cuello uterino más cerca de la entrada de la vagina, haciendo posible ser frotadas y excitadas con la punta del pene durante el sexo. El veinte por ciento de las mujeres tienen un útero que se mueve un poco hacia atrás; algunos expertos creen que esto hace el sexo más doloroso, ya que los ovarios pueden quedar atrapados entre la vagina y la parte de atrás de la pelvis, particularmente en la posición del misionero. Prueba posiciones que no sean sobre tu espalda, aunque si tu vida sexual está sufriendo verdaderamente, una operación puede resolverte el problema.

CUANDO ES PSICOLÓGICO...

No estás relajada

El estrés afecta tus niveles de estrógenos —la hormona que controla la habilidad de excitarte—. Si no estás relajada, no te excitarás propiamente, y el sexo puede ser seco y doloroso. Cualquier problema puede ser el culpable, ya sea el trabajo, la discusión que tuviste con tu mamá, y hasta el mismo sexo (bien, si estás preocupada porque él se aleje de ti corriendo después de ver tus senos caídos, ¡nunca te relajarás!). Trata de concentrarte en los juegos y caricias, o en un relajante masaje para ponerse de humor.

Tienes vaginismo

Algunas mujeres tienen profundas preocupaciones sexuales en su subconsciente, como problemas con su relación, miedo al dolor durante el sexo, o una previa experiencia traumática. Esto puede hacer que los músculos de tus genitales inicien una serie de espasmos musculares cuando tratas de tener sexo, haciendo la penetración imposible. Estos espasmos, conocidos como vaginismo, son involuntarios, sin embargo, entre más duren, más dolor tendrás durante el sexo. Si tienes preguntas, y estás llena de ansiedad por el sexo, puede ser una buena idea hablar con un psicoanalista, quien puede que te recomiende el uso de "dilatadores" (pequeños aparatos sexuales con forma de lápiz), para retener los músculos. Pídele a tu doctor referencias de otros doctores.

"NO DEJARÉ QUE EL VAGINISMO ARRUINE MI VIDA SEXUAL"

Gemma, de 24 años, ha tenido varias relaciones serias, pero nunca ha podido tener sexo con penetración.

> La primera vez que me percaté que había algo diferente conmigo fue en mi primera menstruación, tenía doce años de edad. Todas mis amigas usaban tampones (pequeños tubos absorbentes que se introducen en la vagina), pero yo no podía acomodarlos en su lugar. Entre más trataba, más y más ansiosa me ponía, parecía más difícil lograrlo, hasta que sólo dejé de intentarlo. No se lo platiqué a nadie, ya que me sentía muy apenada, así que en lugar de tampones empecé a usar las toallas sanitarias convencionales.
>
> La situación empeoró cuando cumplí dieciséis años, había estado viendo a mi novio por algunos meses y decidí tener sexo por primera vez. Pero no importó cuánto tratamos, él no pudo penetrarme. Los dos éramos vírgenes, así que pensé que era por la inexperiencia, pero después de que tratamos y fracasamos varias veces, me di cuenta que definitivamente había algo mal en mí. No se lo dije a nadie, ni a mi mamá, con la que tenía una buena comunicación. Por ese motivo mi novio y yo encontra-

mos otras maneras de divertirnos y pasamos tres años sin llegar a completar el acto sexual con penetración.

Después de que nos separamos por razones no-sexuales, empecé a salir con otros muchachos, pero una y otra vez fue imposible que me penetraran. Era frustrante, pero después, con un golpe de suerte tuve un novio que pudo manejar bastante bien mi "problema". Fue una excelente experiencia, pero fue sólo una bendición con disfraz, ya que me percaté que él no valía la pena.

Cuando cumplí veintiún años, conocí a mi actual compañero Matt, y finalmente decidí hacer algo para resolver mi problema. Fui a la clínica para mujeres local y me hicieron una revisión general. Me refirieron a un terapista sexual y un consejero especialista.

Mi primera visita fue increíblemente emocional. Hablamos de todas mis experiencias y sentimientos, y por primera vez me fue posible ser completamente honesta sobre mi problema —me fue mucho más fácil hablar con un extraño de mi problema—. Durante esa primera cita el terapista me dijo que tenía lo que se conoce como "vaginismo", y me explicó que esto origina que los músculos de la vagina se tensen involuntariamente, haciendo la penetración imposible. Ahora que sabía lo que estaba mal en mí, finalmente tuve el valor decírselo a mi mamá y a dos amigas. Todas fueron muy compasivas. También me enrolé en un grupo de apoyo en Internet para mujeres con vaginismo; estaba sorprendida de cuántas mujeres tienen el mismo problema. Yo siempre creí que era la única.

Tristemente, después de tan sólo algunas sesiones, me cambié de casa y ya no pude asistir con el terapista. Pero estaba complacida con el progreso que tuve, así que recientemente encontré a un nuevo terapista en mi área.

Mi nuevo terapista ahora resultó ser una mujer, y esto ha sido excelente, practicamos técnicas de relajación y me ha dado varios ejercicios para practicar en casa. Por el momento los ejercicios son específicamente para hacer trabajar mis músculos vaginales por sí solos, pero dentro de poco empezaremos a intentar penetrándome con un dedo, un tampón, y eventualmente, a lo mejor un vibrador.

No lo veo fácil –si trato de insertar cualquier cosa en mi vagina me entra el pánico, mi corazón se acelera y siento que se me corta la respiración. Yo creo que ahora mi problema es más psicológico que físico; si me espanto y me preocupo no lo podré hacer, me paralizo más, así que tengo que tomar las cosas con calma, paso a paso.

Si mi vaginismo me ha enseñado algo, es que hay muchas cosas más importantes en una relación que el sexo con penetración. Matt y yo tenemos una gran vida sexual, inclusive tengo orgasmos muy intensos con estimulación manual, así que, aunque me gustaría experimentar un orgasmo durante la penetración, sé que no es algo de vida o muerte. Una vez dicho esto, voy a continuar con la terapista, con mis sesiones, ya que todavía quiero experimentar el sexo en su totalidad, y sé que probablemente lo voy a disfrutar mucho cuando suceda. Y lo más importante, quiero tener niños algún día. Estoy determinada a resolver esto, aunque en este momento la pregunta que me hago es "cuándo", y no sé si llegaré a lograrlo.

CUANDO ES PROBLEMA MÉDICO...

Candidiasis

La candidiasis es causada cuando la levadura llamada *Candida albicans*, que vive en tu vagina, acelera su crecimiento, causando una sensación de ardor, comezón y flujo. Todo esto provoca resequedad en la delicada piel de tu vagina, así que si tienes sexo te vas a empezar a sentir incómoda y adolorida. Algunas medicinas, medias de nylon, jabones perfumados, cremas de baño o hasta el mismo sexo pueden empezar una infección. Trátala con cremas o tabletas especiales. Haz que tu pareja también se trate al mismo tiempo y eviten el contacto sexual hasta que ambos estén completamente sanos, o se pasarán la infección el uno al otro.

Cistitis

La cistitis es causada por una infección bacterial en tu vejiga, lo que te hace desesperarte para orinar, y cuando lo haces te sientes como si estuvieras orinando fuego. Puede ser provocada por tomar demasiadas bebidas alcohólicas, sexo sobre-entusiasta, o estrés. Para mantener la bacteria controlada, muchos surfistas dicen que es importante un buen baño antes y después del sexo, mientras que otros se toman un vaso de jugo de arándonos sin azúcar diariamente. Si tú llegas a tener este problema prueba alguna medicina sin receta, mucha agua y evita el alcohol, café, y frutas cítricas hasta que tus síntomas desaparezcan. Si el dolor empeora, pídele a tu médico que te recete algún antibiótico.

Esclerodermia

Muchas veces es confundida con la candidiasis (pero es mucho más dolorosa). La esclerodermia es un problema de la piel, que causa comezón, ampollas y agrietamiento de la piel durante el sexo, es tan dolorosa que las víctimas de esta infección dejan de tener sexo por largos periodos de tiempo. Además del dolor externo, también puede causar que la vulva se encoja y la vagina se tense, haciéndo la penetración difícil.

Muchos expertos creen que la esclerodermia podría estar conectada con el sobre funcionamiento del sistema inmune, ya que no es contagiosa ni teniendo sexo. Los doctores seguido la confunden con "candidiasis" o "eccema", así que si los síntomas continúan por más de seis meses, pide referencias de un dermatólogo, o un ginecólogo, ya que puede ser que necesites que se te haga una biopsia bajo anestesia local para estar segura. Existen varios tratamientos que puedes probar, y aunque el problema siempre esté presente en tu cuerpo, de por vida, los síntomas desaparecerán por largos periodos de tiempo y tú recuperarás tu vida sexual una vez más.

"Aprendí a vivir con una enfermedad incurable"

Donna, de 29 años, tiene comezón en su vulva continuamente, causada por esclerodermia.

Nunca había tenido ningún problema en mis genitales hasta que cumplí 24 años, inclusive mi novio Sam, solía decirme lo bonita que era mi vagina —era una broma entre nosotros.

Pero tiempo después que nos casamos, empecé a sentir una comezón bastante persistente en mi vulva. Era en un lugar bastante bien definido, en el lado derecho de mi labio superior, justo donde empieza el labio menor. Empezó repentinamente, y la comezón era increíble —imagínate una picadura de mosquito y multiplícala por cien—. La comezón generalmente era peor por las noches y me mantenía despierta —me traía loca.

Me tardé seis meses antes de visitar al doctor, estaba tan apenada. Ni siquiera le dije a Sam qué tan mal me sentía, sólo usaba calzones de algodón y vaselina cuando la comezón no cedía.

Un día me froté tan fuerte, y me irrité la piel tanto que me salió sangre —inmediatamente hice una cita con el doctor—. Sin embargo, el médico mostró desinterés y minimizó el problema, y sólo me recetó una crema. Honestamente creí que estaba mal en su diagnóstico, pero estaba contenta de saber que no era nada serio. La comezón continuó, algunas veces era muy leve o desaparecía por semanas, pero luego florecía otra vez, y era particularmente doloroso durante mi periodo.

Después de un año noté unas pequeñas ampollas de color blanco en la piel de mi vulva, en el área que la comezón era más intensa, y unas pequeñas decoloraciones oscuras, como si esa área hubiera sido golpeada. Me entró el pánico, ¿tengo cáncer?, ¿estaba iniciando? Yo sólo había tenido otro novio aparte de Sam, así que sabía que no era algo transmitido sexualmente.

Para entonces ya lo había comentado con Sam, quien se portó de maravilla al respecto, pero yo me estaba empezando a sentir apenada sobre lo que estaba sucediendo y comenzaba a afectar nuestra vida sexual. Aunque la penetración no me dolía tanto, yo no quería que Sam tratara el sexo oral en caso de que lo que tuviera fuera contagioso, y para no apagar el momento sensual con la manera que se veía mi vagina.

Eventualmente, decidí visitar a otro doctor. Esta vez tuve la suerte de ser atendida por una doctora que me refirió a un ginecólogo. Me hizo una biopsia para ver si el problema era esclerodermia. La buena noticia es que la enfermedad no es mortal, ni transmitida sexualmente, ni contagiosa. La mala noticia es que no hay cura. Nadie sabe lo que la causa, y las personas que tienen esa condición tienen más riesgos de desarrollar cáncer en la vulva, además de las desfiguraciones en la vagina causadas por los tejidos afectados. Para mí lo más difícil fue el hecho de tener comezón todo el tiempo. Estaba destrozada.

El ginecólogo me recetó un ungüento que contiene Temovate —crema de esteroides similar a las que se usan para tratar eccema—. Lo menos que esperaba era que controlara la comezón. Se me recomendó usarla dos veces al día hasta controlar la situación. Ahora únicamente la uso cuando la necesito. Todavía veo a mi ginecólogo una vez al año, sólo para asegurarme que mi condición no ha empeorado, o si se ha desarrollado como cáncer en la vulva.

Aunque la esclerodermia no es mortal, ha afectado mi vida sexual. Afortunadamente ahora sé cómo tratar la comezón y no me afecta de sobremanera. Actualmente únicamente uso pantaletas de algodón (o nada si estoy en casa y a Sam eso le encanta), y evito ropa entallada. Por suerte, supuestamente esta condición puede cambiar y desaparecer por largos periodos, pero hasta que eso suceda, no me queda más que acostumbrarme a vivir con mi problema de la mejor manera posible.

Tricomoniasis

Esto puede ser causado por un pequeño parásito que vive en tu vagina, pero que puede alterar su crecimiento y causar problemas como irritación, y un olor a pescado con una descarga verdosa.

(¡Qué horror!). Durante la convalecencia, la penetración es muy dolorosa y el olor probablemente apague cualquier sentimiento de excitación, hasta que te hayas curado por completo.

Enfermedad pelvica inflamatoria EIP

Ésta es una infección seria de tu aparato reproductivo, muchas veces causada por enfermedades transmitidas sexualmente, como clamidia. Los síntomas pueden tomar largo tiempo antes de aparecer.

Sin embargo, en las primeras etapas puede que sientas un leve dolor en tu abdomen durante o después de tener sexo. Eventualmente, sentirás unas profundas punzadas cuando estés excitada, el sexo va a ser doloroso, y hasta puede pasar que te haga sentir enferma y eleve la temperatura de tu cuerpo. Esta enfermedad (EIP), es tratable con antibióticos, pero si no se trata a tiempo, puede afectar tu fertilidad, así que si estás preocupada, acude a tu médico inmediatamente.

Clamidia

Una de las características de la clamidia es que puede estar en tu cuerpo por años sin ningún síntoma. Actualmente el crecimiento de esta infección es el más rápido de todas las enfermedades de transmisión sexual en el Reino Unido. Se estima que una en cada doce mujeres sexualmente activas, está infectada. Así que si algunas veces tienes sexo sin protección —aunque sea una vez— tú podrías estar en riesgo. Si no es tratada, la clamidia puede causarte problemas como dolor en la parte baja de tu abdomen, enfermedad inflamatoria de la pelvis, embarazo ectópico e infertilidad. La buena noticia es que la prueba es sencilla; consulta a tu doctor, compra una prueba en la farmacia, o pide que se te haga el examen en tu próximo papanicolao. Si tu resultado es positivo, todo lo que necesitas es un par de semanas con antibióticos.

Herpes

Existen dos tipos de herpes. El tipo uno generalmente se presenta con llagas o ampollas que aparecen algunas veces en la cara; el tipo dos, que es menos común, y puede aparecer también como llagas y ampollas en los genitales. Tres cuartas partes de la gente que lo tiene nunca lo llega a saber porque no hay ningún síntoma físico, pero si tienes la mala suerte de desarrollar ampollas, te darás cuenta que por lo general son extremadamente dolorosas e incómodas por la comezón.

El herpes puede ser transmitido cuando está presente en la piel, o cuando una ampolla tiene contacto con alguna cortadura o raspadura de otra persona –así que si tienes sexo sin protección con alguien con alguna ampolla, o tu novio tiene una ampolla en la boca y tienen sexo oral, es posible que te infectes con el virus del herpes genital–. Independientemente de lo que hayas escuchado, los condones son una efectiva protección contra el herpes siempre y cuando el área infectada esté completamente cubierta; sin embargo, los expertos dicen que no es una buena idea tener sexo hasta que las ampollas desaparezcan. Además tú probablemente te encuentres tan adolorida que no lo quieras hacer.

Vulvodinia

Esta afección se hizo famosa en el programa *Sexo en la Ciudad*, cuando Charlotte afirma: "Mi vagina está deprimida". La palabra vulvodinia literalmente se traduce como "dolor en vulva" –y eso es exactamente–. Puede aparecer repentinamente, causando ardor y comezón en tu vulva. Aunque la causa es desconocida, se cree que sucede cuando las terminaciones nerviosas de tus genitales se irritan o quedan dañadas; sexo, tampones, ropa ajustada, y candidiasis, pueden empeorar las cosas. El dolor puede ser constante o intermitente. La buena noticia es que la vulvodinia puede desaparecer de la misma manera en que apareció, misteriosamente.

Gracias al dolor, y al hecho que la vulvodinia te puede hacer sentir sin energías y de mal humor, el sexo es la última cosa que viene a tu mente. Sin embargo, no es contagiosa y hay tratamientos a la mano, como antihistamínicos para reducir la comezón. En casos extremos, los doctores te pueden recetar pequeñas dosis de antidepresivos.

"ME RECETARON ANTIDEPRESIVOS PARA MI VAGINA"

Lauren, de 29 años, evitó tener sexo por cuatro años a causa de su vulvodinia.

> Hace cinco años me levanté a media noche con fuertes dolores. Mi vulva estaba enrojecida y la comezón era increíble. El dolor me tenía como loca, y me rasqué hasta sangrar. Al siguiente día estaba tan adolorida que con trabajos podía caminar. Acudí al médico, me diagnosticó vulvodinia, y me recetó antibióticos.
>
> Sin embargo, cinco semanas después el dolor seguía igual. Desesperada me comuniqué con un ginecólogo que contacté por Internet, y que mencionaba algo del dolor en la vulva.
>
> Para cuando finalmente me dieron la cita, ya el dolor estaba fuera de mí. Antes de este problema siempre estaba activa y me encantaba el ejercicio, pero el dolor me hizo imposible el uso de la bicicleta y hasta me impidía correr. Después de haber sido examinada por el doctor, me confirmó que tenía vulvodinia, afección que causa un dolor crónico en la entrada de la vulva.
>
> Desafortunadamente es una enfermedad incurable. Me recetaron antidepresivos para adormecer las terminaciones de los nervios en mi vulva, que funcionaron por un tiempo, pero me hacían sentir fatigada y sin poder pensar claramente, así que dejé de tomarlos. Tiempo después, como la medicina moderna no me ayudaba, probé con la acupuntura. Después de algunas sesiones, asombrosamente mi condición empezó a mejorar.

No pude tener sexo por cuatro años por el dolor. Era difícil decirles a los hombres que tenía ganas de tener sexo con ellos, pero que era casi imposible puesto que mi vulva seguramente se irritaría y sangraría.

Mensualmente asisto a una sesión de acupuntura, misma que me ayuda a controlar el dolor, y sigo una diete estricta. Evito ropa ajustada, y he encontrado la manera de sentarme en mi hueso lumbar (cóccix), lo que pone menos estrés en mi vulva. Siempre tengo que ser cuidadosa, pero es poco el sacrificio con tal de evitar el dolor.

Endometriosis

Se presenta cuando las células, similares a las que tienes en el útero, crecen en cualquier parte de tu cuerpo. Ellas responden a los cambio hormonales de la misma manera que tu útero lo hace; cada mes crecen y sangran como un mini-periodo. Sin embargo, a diferencia de un periodo normal, la sangre no tiene salida, así que con el tiempo, los tejidos y quistes crecen, y el sexo se hace más doloroso. Tristemente, no tiene cura, pero con medicinas puedes minimizar el dolor y detener su crecimiento, o pueden ser removidos con un tratamiento de rayos láser.

Vestibulitis

Esta condición causa dolor e inflamación en tu vestíbulo –área donde la vulva se una a la vagina–. Algunas mujeres encuentran que sus partes se vuelven ultra-sensitivas, y que la ropa ajustada, los tampones o hasta el más suave toque es doloroso, mientras que otras pueden tolerar hasta la penetración. Los doctores no están completamente seguros de qué lo causa, aunque ha sido ligado con cistitis y vaginismo, y no es contagioso. El tratamiento incluye psicoterapia, asesoría psicosexual, anestesia local y cremas para usar antes del sexo.

"EL SEXO ME DUELE TANTO QUE ME HACE LLORAR"

La vestibulitis le causó a Lisa, de 22 años, un dolor severo y no tener sexo por dos años.

Yo tenía diecinueve años y había estado viendo a mi novio David por ocho meses cuando mi problema empezó. Cuando inicié mis estudios en la universidad tuve un ataque de candidiasis. Inmediatamente fui a ver a mi doctor y me recetó unas tabletas que aparentemente habían solucionado el problema.

Pero desde entonces cada vez que teníamos sexo me regresaba el dolor de nuevo. Algunas veces era leve y lo ignoraba, pero otras veces era tan intenso que me obligaba a ir al doctor. Antes de darme cuenta los ataques eran mensualmente, aunque usara pantaletas de algodón, y aunque David se haya tratado también. Nada parecía curarlo completamente.

Después de algunos meses, el área de mi vagina estaba reseca y la piel tan agrietada que hasta sangraba. Llegué a estar tan mal que no podía orinar, ni usar pantalones de mezclilla. Pero siempre que fui al doctor, me diagnosticaron lo mismo y recetaron el mismo tipo de tratamiento. Recordando aquellos días, me da coraje no haberles insistido a los doctores por mejores resultados, pero en fin, se supone que ellos son los profesionales.

Obviamente la relación con David resultó afectada. Cuando tratábamos de tener sexo, me dolía tanto que lloraba. Sufría tanto que algunas veces no lo dejaba que me besara, por miedo a que quisiera tratar de iniciar algo más. En lugar de ir al doctor, negaba que tuviera un problema. Creí que si lo bloqueaba no tendría que afrontarlo. David se percató de que había algo bastante serio, y me pidió que le dejara ayudarme; pero yo sabía que tenía candidiasis, que estaba tomando las medicinas recetadas, y que no había más. Me sentí increíblemente afortunada por el hecho de que David estuviera ahí para apoyarme, pero en lo que se refiere a sexo, yo no le podía responder, ya que no quería saber nada de eso.

Después de un tiempo, el dolor era tan fuerte que fui a una clínica pública. Les comento que ellos estaban más acostumbrados a tratar con este tipo de problemas que mi doctor. Me hicieron otros exámenes internos, y una prueba de cultivo, ambos fueron bastante dolorosos, pero una vez más, el diagnóstico fue candidiasis. Cuando les expliqué que también era doloroso tener sexo, me dio la impresión de que creyeron que estaba inventando. Las cosas continuaron de la misma manera por uno o dos años. Yo misma me convencí que podía vivir sin sexo o intimidad. Pero sí me molestaba, y mucho. Cuando salía con mis amigos y amigas, después de algunos tragos, las conversaciones de alguna manera se volvían sexuales, y yo sólo me sentaba celosa pensando, "si supieran lo que me está pasando..." No se los dije. Me sentí bien escapando de mis problemas aunque fuera sólo por un rato. No quería que sintieran pena por mí, sólo quería ser normal.

Para cuando cumplí veintiún años, las cosas no estaban muy bien en mi relación con David. Él había sido paciente, pero estaba empezando a preguntarse si yo lo amaba. Yo traté de hacerle sentir que lo amaba, pero él no podía entender por qué no lo dejaba tocarme. Creo que él se preguntaba si de alguna manera también era su culpa.

A lo mejor esto fue lo que me impulso para actuar. Empecé a buscar en Internet y me topé con el portal de la Sociedad del Dolor de Vulva. Los contacté y les expliqué mi caso, y de inmediato supieron de lo que yo estaba hablando. Fue muy grato que esta vez sí me creyeran.

La sociedad me ayudó a encontrar un doctor cerca de mi casa que se especializaba en problemas de vulva. Cuando la doctora me revisó me dijo que estaba extremadamente rosada y adolorida, por lo que le sorprendió que la clínica anterior no haya investigado más a fondo mi problema. La doctora ya había visto un gran número de mujeres con los mismos síntomas, y recuerdo que pensé: "finalmente alguien me entiende". La doctora sospechó que yo tenía vestivulitis, que quiere decir que la entrada de tu vagina duele intensamente cuando se le penetra.

Para asegurar el diagnóstico, necesitaba primero atender la candidiasis de una vez por todas. Me recetó un tratamiento intenso, que también incluía el uso de un pesario (dispositivo que se coloca dentro de la vagina), por las mañanas y las noches, por un par de semanas. Fue fantástico; mi candidiasis desapareció por completo. Después de esto, me trató con una crema especial para reparar el área dañada.

Justo y como el especialista sospechaba, unas vez que había desaparecido la candidiasis, aún tenía el segundo problema que me causaba dolor, diagnosticado como vestibulitis. Asumía que la candidiasis era la razón por la que me dolía tener sexo, pero mientras todo se suponía que estaba normal, yo aún tenía un dolor agudo e intenso al tratar de introducir cualquier cosa en mi vagina, ya fuera el pene, el dedo, o hasta un tampón. El especialista mencionó que existen varios tipos de tratamientos, pero cada mujer es diferente y ahora necesitábamos encontrar el adecuado para mi problema.

Su primera sugerencia fue asesoría psicológica. Aunque la vestubulitis es reconocida como una enfermedad física, habiendo estado asociando el sexo con el dolor por tanto tiempo, necesitaba volver a poner en contacto mi cuerpo con mi mente, situación que la psicóloga también me hizo entender. Que yo me deprimo por el dolor, y que esto me ha llevado a perder el deseo sexual. Aparentemente mucha gente culpa a los problemas de la vulva con su poco deseo sexual. Decir que las mujeres inventaron esto porque no les atrae el sexo no es cierto. Yo tenía un gran deseo sexual antes de este problema –únicamente dejé de desear sexo porque me dolía.

Al igual que la asesoría psicológica, también probé otros tratamientos. Los resultados de mi búsqueda sugieren evitar comidas altas en oxolato (químico que se encuentra en té, café, chocolate, y vegetales de raíz) que pueden hacer tu vestibulitis peor. Así que los quite de mi dieta. A mí el chocolate me encanta, y fue terrible sacarlo de mi dieta, pero estaba dispuesta a hacer todo lo necesario. Tristemente, no hubo cambio. Después traté con la acupuntura, pero era muy caro hacerlo continuamente.

Después de unos meses, cando terminé la universidad, inicié un tratamiento de amitriptilina, una clase de antidepresivo. Mientras que no me alivió el dolor, sí me incrementó el deseo sexual, lo que fue excelente. Yo aún estaba un poco lastimada, y las veces que David y yo intentamos tener sexo, todo lo que yo podía pensar es qué tanto me dolería esta vez. Pero después de un tiempo empecé a sentir ciertos deseos. Poco a poco me fui sintiendo más cómoda y con ganas de besarlo y tocarlo, y aún cuando estaba un poco adolorida probamos la penetración, David y yo nos concentramos en la estimulación en otras partes de nuestros cuerpos, y empecé a disfrutar del sexo por primera vez en años.

Recientemente inicié un curso de fisioterapia, llamado Retro Información Biológica (*Biofeedback monitor*) que te permite ver y leer tu cuerpo y saber cómo funciona. Básicamente estás conectado a un monitor que muestra el movimiento de cada músculo por separado cuando los relajas o tensas. Parte del motivo por el cual para mí la penetración es dolorosa, es porque mis músculos han estado contraídos por mucho tiempo, a causa del dolor.

En los últimos meses, mi deseo sexual ha mejorado más y más. David y yo podemos hacer lo que nos plazca en la cama, excepto la penetración, y espero que eso cambie con el tiempo. Cuando lo logremos, sé que va a ser fantástico, puesto que ahora ya somos expertos en todo lo demás. Mi vestibulitis nos ha unido, porque tuvimos que conocer completamente acerca de este problema. La mayoría de los hombres hubieran salido huyendo en una situación como esta. Pero David fue estupendo, no tenía que quedarse, pero lo hizo, y lo amo más por todo esto.

Este problema, a muchas mujeres no se les diagnostica por años, porque a veces los doctores o clínicas no tienen suficiente conocimiento acerca de los problemas de vulva, como la vestibulitis. Yo no quiero que nadie sufra años de dolor como yo lo hice, pensando que es su culpa, o que es mental. Por eso recomiendo a todas las mujeres con problemas como el que yo tuve, visitar a su médico y no dejar que el doctor minimice el problema. Ésta es una enfermedad y si tu doctor no te puede ayudar pídele que te recomiende a algún especialista. Sea lo que sea que hagas, ¡no lo ignores! Mi lección más importante de todo esto, es que es fácil darle poca importancia a la vida sexual. No sabía qué tan importante era hasta que no pude tener relaciones sexuales por tanto tiempo.

Capítulo 12
Primero la seguridad

Mi mejor orgasmo...

El más memorable orgasmo de mi vida fue en mi noche de bodas. Mi "nuevo esposo" y yo tiramos los condones a la basura, y por primera vez nos divertimos sin protección. Estábamos un poco borrachos, no fue el mejor sexo que hemos tenido, pero el momento fue excelente, de seguro una noche para recordar, ya que esa noche concebimos a nuestro hijo Charly.

Emma, 30

POR QUÉ BUEN SEXO = SEXO SEGURO

Créelo, el método anticonceptivo que uses es un importante factor en tus orgasmos y en los del hombre con el que duermes. Llegar al punto máximo sexual es dejarse ir y sacar todos los pensamientos no-sexuales de tu cabeza, así que debes de entender que si estás preocupada porque te puedes embarazar, o infectarte de alguna enfermedad sexual, tu mente no va a estar concentrada en el momento del clímax. Inclusive, la contracepción puede ser uno de los principales problemas para llegar al clímax.

Parte del problema para muchas mujeres es que el método anticonceptivo que usan no es el adecuado para su estilo de vida o estilo de sexo. Nosotras seguido utilizamos el método que se nos ofrece, y tomamos lo que nos recetan, y lo seguimos tomando independientemente de que sea o no el tratamiento adecuado, porque no queremos molestar al doctor, o por vergüenza de cambiar de método. Pero un anticonceptivo que no es el adecuado para ti puede dañar tu libido, y muchas tenemos menstruaciones dolorosas, retención de agua y problemas de la piel, cuando estos efectos secundarios pueden ser fácilmente solucionados con otro método o marca.

Por eso, es igual que como si fueras a comprar zapatos, así como no compras el primer par que te pruebas, no deberías conformarte con la primera opción de método anticonceptivo que te sugiera tu doctor, o la clínica que visitas.

Asombrosamente existen docenas de métodos anticonceptivos, aparte de la píldora, pero sólo el 8% la usa. Sobre las píldoras, hay en el mercado más de veinte diferentes marcas, pero los médicos generalmente recetan específicamente cinco de ellas. Así que si el anticonceptivo que usas es un problema para que llegues al clímax, no deberías sufrir en silencio. Sigue esta guía para encontrara el tipo de anticonceptivo que se ajuste a tu vida sexual por completo.

La píldora

Esas pequeñas tabletas contienen hormonas, estrógeno y progesterona, que trabajan impidiendo que tus ovarios produzcan óvulos; evita que el esperma llegue al óvulo, engrosando la mucosa cervical, y al óvulo no le permiten quedarse fijo en el útero.

Efectividad: casi 100% (por supuesto, siempre y cuando no olvides tomarlas).

Es perfecta si: estás en una relación monógama. La píldora te da total control de tu fertilidad, lo que significa que puedes tener sexo cuando se te antoje y sin tener que preocuparte por quedar embarazada. Usado correctamente es la manera más efectiva en cuanto a anticoncepción se refiere. Y si tienes la mala suerte de sufrir intensamente durante tu menstruación y tus periodos duelen endemoniadamente, este método puede ayudarte a aminorar los síntomas. ¿Estás pensando en eliminar los condones? Una encuesta realizada en el 2006, por los fabricantes de condones *Durex*, se preocuparon al encontrar que una persona de cada diez tiene, o ha tenido, alguna enfermedad transmitida sexualmente, así que consulta a tu médico y solicítale un examen general, y lleva a tu novio contigo. Una vez que ambos hayan sido auscultados y recibido luz verde, de parte del doctor, entonces podrán ¡tirar los sombreros al cielo! (condones), y no necesitarán ponerle camisa de fuerza a su pene otra vez.

Aléjate si: cuando acabas de iniciar una relación con un hombre nuevo, él puede parecer un perfecto caballero, pero entendamos que no sabemos en dónde ha estado –o con quién–. Cuando tú sabes que no hay que preocuparse por el embarazo, es muy fácil y tentador olvidar usar el condón, pero esto deja las puertas abiertas para que contraigas alguna enfermedad transmitida sexualmente. No estás sola, la encuesta realizada por la compañía *Durex* encontró un aterrador 52% de gente que admitió haber tenido sexo sin protección con algún desconocido del cual no tenían idea sobre su vida sexual. De cualquier manera ésa no es excusa para no usar protección.

Por otra parte, existe un mínimo riesgo de que la píldora esté ligada con la trombosis, así que si en tu familia hay antecedentes de alguien que haya sufrido una trombosis, coméntaselo a tu ginecólogo.

Potencial orgásmico: ★★★★★ si estás en una relación formal y no tiene efectos secundarios. ★ si tienes efectos secundarios como retención de agua, aumento de peso, o disminución del deseo sexual. De ser así, consulta a tu médico, y coméntale acerca de un cambio a otra marca de píldoras con una fórmula diferente de hormonas –sólo de esta manera vamos a encontrar la que menos nos afecte.

El condón

Cubierta de poliuretano que atrapa el esperma dentro de la vagina para evitar la unión del esperma con los óvulos.

Efectividad: 98% si se usa de manera correcta.

Es perfecto si: estás pasándola de maravilla y teniendo muy buen sexo con tu nueva pareja. Hay sólo una manera de tener sexo casual y estar protegida al mismo tiempo de un embarazo y de infecciones como SIDA, clamidia y gonorrea, y es por eso que debes de usar condones siempre. Sé sensual y atrevida con tu novio, y haz sensual y divertido el ritual de ponerle el condón; úsalo como parte del jugueteo sexual y de las caricias preliminares al coito, no tiene por que terminar con la fiesta.

Aléjate si: algunas veces estás tentada a correr el riesgo. Los condones son seguros, pero sólo cuando se usan correctamente. Si no siempre recuerdas usarlos, puede ser fácil persuadirlo de no usarlo, o dejarse llevar por el momento, y sólo se lo pusiste en el último segundo, o a la mitad del acto, entonces el 98% de efectividad no quiere decir nada. Si estás en un relación monógama y quieres estar en total control de tu fertilidad, puede que sea tiempo de cambiar por un método más efectivo para ustedes.

Potencial orgásmico: ★★★★★ para casi cualquier tipo de relación sexual.

La minipíldora o pastilla de progesterona

Este tipo de pastilla únicamente contiene progesterona, la cual trabaja espesando la mucosa cervical y dificultándole al esperma su movimiento. También adelgaza la cubierta de tu útero, para que sea difícil que acepte algún óvulo fecundado.

Efectividad: 99% (una vez más, siempre y cuando recuerdes tomarla).

Es perfecto si: esas horrorosas píldoras que escuchas en las noticias te aterrorizan. La mini-píldora no contiene estrógenos —la hormona que ha sido relacionada con el cáncer de seno—. Es una mejor opción si eres fumadora, también el riesgo de un ataque cardiaco o coágulos de sangre es menor, y es poco probable que eleve la presión como lo hace la otra píldora. Si estás en una relación seria, ésta puede ser la mejor opción.

Aléjate si: en tu vida siempre estás de prisa. La mini-píldora es tan buena como la mujer que la usa, la tienes que tomar diariamente a la misma hora —hasta cuando estás en tu periodo—. Como la mayoría de las píldoras, si algún día te la tomas con un retraso de unas tres horas, podrías quedar embarazada (aunque algunas nuevas marcas ofrecen hasta una ventana de 12 horas de retraso). Así que si tienes un empleo de horas irregulares, o una vida social muy rápida, puede que no valga la pena arriesgarse.

Potencial orgásmico: ★★★★★ es perfecta si estás en una relación de largo plazo, y tu segundo nombre es "memoria"; ★ si te va a entrar el pánico cada vez que se atrase tu periodo, ya que ése es uno de sus efectos.

El parche anticonceptivo

Este parche pegajoso, similar al de la nicotina, fue lanzado en el Reino Unido en el 2003. Le aplica al cuerpo dos hormonas, progesterona y estrógenos, vía cutánea; esto no le permite a tus ovarios producir óvulos, ni al óvulo fijarse al útero, y además hace que la mucosa cervical se haga más espesa, evitando que el esperma llegue al óvulo.

Efectividad: 99%, si se usa correctamente.

Es perfecto si: te gusta la idea de la píldora, pero se te sigue olvidando tomarla. No estás sola, un estimado de 40% de las mujeres se olvida de tomar una píldora por cada ciclo de 28 días, mientras que el 22% olvida tomarse dos por cada ciclo. Si eres así, el parche puede ser la solución, puesto que sólo lo tienes que recordar una vez por semana, en lugar de diariamente (con una semana libre de cada cuatro, cuando estés en tu periodo). Los parches son lo suficientemente delgados para traerlos debajo de la ropa, y no se te despegan aunque estés nadando o bañándote. Como las hormonas penetran a través de tu piel, los cambios químicos no te afectarán el estómago como por envenenamiento de comida, y además en cuanto te quitas el parche vuelves a ser fértil de inmediato.

Aléjate si: eres penosa, aunque los parches son de color piel, y de un tamaño de cinco por cinco centímetros; así que te lo puedes poner en el abdomen, o en la parte de arriba de tu brazo o la espada, pero si vas a la playa a nadar será difícil esconderlo. Si sufres sobrepeso, puede que no sea tan efectivo, y si tienes piel delicada existe la posibilidad de que te cause comezón. Los riesgos son muy similares a los de la píldora, y se le ha ligado a una leve posibilidad de causar coágulos cerebrales.

Potencial orgásmico: ★★★ si eres confiada en la cama y no te importa que tu pareja lo vea (también, podrías decir que es sólo para dejar de fumar).

La inyección anticonceptiva

Cada dos o tres meses se te inyecta en el glúteo (¡ouch!) progesterona, la cual evita la ovulación (no hay producción de óvulos). También hace más espesa la mucosa cervical para evitar que el esperma llegue al óvulo. Además hace que la pared del útero sea más delgada, lo que dificulta que se fije el óvulo fecundado en la matriz.

Efectividad: 99%, siempre y cuando no te pierdas ninguna inyección.

Es perfecta si: se te sigue olvidando tomarte la píldora o no te gustan los parches. De una sola vez obtienes una temporada de protección, sin tener que pensar diariamente o semanalmente en tu anticonceptivo. La mayoría de las marcas son efectivas de ocho a doce semanas. La inyección también tiene algunos beneficios para la salud, ya que te ayuda a protegerte del cáncer endometrial, quistes de ovarios y embarazo ectópico; es mejor usarla en casos de relaciones de largo plazo, puesto que no te protege de infecciones transmitidas sexualmente.

Potencial orgásmico: ★★★★ si estás en una relación estable, no tienes ningún efecto secundario en tu cuerpo, y si no quieres escuchar gritos de bebé a medianoche próximamente; ★ si te sientes deprimida, o has sufrido efectos secundarios en tu cuerpo mientras usabas otra clase de anticonceptivos hormonales.

Implante anticonceptivo

Tu ginecólogo o enfermera especializada te pueden colocar este pequeño dispositivo flexible (que mide aproximadamente 3.5 centímetros), del tamaño de un pasador de pelo, debajo de la piel de tu brazo. Funciona emitiendo la hormona progesterona, misma que evita que los ovarios produzcan óvulos cada mes. También hace más espesa la mucosa cervical para que el esperma tenga dificultades "nadando" hacia el óvulo.

Efectividad: 99%.

Es perfecto si: lo puedes colocar y olvidarlo. Si no quieres tener el problema de pensar en anticonceptivos, puedes descansar tranquila —una vez que el implante está colocado en tu brazo, te puedes olvidar de él por tres años. Si cambias de parecer, se te puede remover en cualquier momento, para que la fertilidad regrese a la normalidad rápidamente. No obstante que su uso es mejor en relaciones monógamas, no lo puedes usar junto con condones, ya que igual que la píldora, tampoco te protege contra infecciones transmitidas sexualmente.

Aléjate si: siempre estás preocupada. En 1990 fueron lanzados estos implantes, mismos que aún son relativamente nuevos, así que nadie sabe si tendrán efectos secundarios a largo plazo. Una marca fue retirada del mercado en el 2001, cuando hubo varias demandas de usuarias que incluían problemas como menstruaciones interminables, o que no se presentaban; problemas de la piel, pérdida de cabello, y cambios de humor repentinos. Las marcas actuales dicen tener menos efectos secundarios, pero son insertados bajo anestesia local, así que no serán de tu agrado si le tienes miedo a las inyecciones. Si tienes sobrepeso, la cantidad de hormonas en tu cuerpo puede que no sea lo suficientemente fuerte para que trabaje al 100%; y si no estás en una relación estable, necesitas usar condones también, ya que no te protege contra enfermedades infecciosas.

Potencial orgásmico: ★★★★ si estás en una relación monógama; ★ si te dan pavor las inyecciones, o crees que vas a estar con la preocupación.

El condón femenino

Es una pequeña bolsa delgada y suave de poliuretano, que parece un condón normal, pero más grande. Se coloca dentro de la vagina para actuar como barrera y atrapar los espermas dentro de la vagina.

Efectividad: 95%.

Es perfecta si: puedes enfocarlo como un juguete sexual. Con un anillo interior para tener una extra excitación vaginal, y otro exterior para rozar tu clítoris; algunas usuarias opinan que los condones femeninos deberían de estar en la caja de sorpresas (juguetes sexuales) de todas las mujeres atrevidas y apasionadas.

Aléjate si: te hace sentir vulgar y verdaderamente te incomoda. Después de dieciséis años, el condón femenino aún no es bien aceptado. ¿Será porque parece una sospechosa bolsita de desperdicios?

Potencial orgásmico: ★ ★ si tienes la capacidad de usar tu imaginación; ★ si puedes olvidarte de su aspecto.

Dispositivo intrauterino (DIU)

Es una pequeña "T" formada de plástico y cobre, que tu médico coloca dentro de tu útero, y previene que el esperma llegue a un óvulo y sobreviva en las trompas de Falopio o en el mismo útero.

Efectividad: Hasta de un 99%

Es perfecto si: eres libre de mente y cuerpo, y con muchas ganas de diversión. Si no quieres empezar una familia, o ya la tienes y no quieres más hermanos para tus hijos, el dispositivo es la mejor solución. Cuando te lo ponen son diez minutos de incomodidad que desearás olvidar, pero una vez colocado, dependiendo de la opción que hayas tomado, no tendrás que preocuparte de tres a diez años.

Aléjate si: tienes más de un compañero, ya que existen muchas probabilidades de una infección y podría, en casos severos, hacerte infértil. Si eres muy quisquillosa y aprensiva, te darás cuenta que la colocación del dispositivo es un poco dolorosa. Varias investigaciones también sugieren que las mujeres tienen algo de dificultad en embarazarse inmediatamente después de remover el dispositivo.

Potencial orgásmico: ★★★ si tienes una relación monógama y no sufres de efectos secundarios; ★ si regularmente sufres de cólicos o periodos muy intensos, aunque también puede hacer más dolorosos los periodos de muchas mujeres. Entonces el sexo sería la última cosa que pasaría por tu mente.

El método del ritmo

Este método funciona simplemente evitando el contacto sexual durante la ovulación, y por consiguiente el periodo más probable de embarazarte. Mini computadoras y pruebas de orina están a tu alcance para hacer el proceso un poco más científico, pero para ser honesto, hasta en esos días hay probabilidades de embarazo.

Efectividad: sus usuarios aseguran el 90% de efectividad si se usa correctamente, sin embargo, expertos estiman que es sólo cerca del 75%; entonces, es preocupante el número de parejas que pueden quedar embarazadas con este método.

Es perfecto si: tu ciclo es regular como un reloj, si estás en contacto con tu cuerpo, y tener un bebé no sería el fin del mundo. Este método también es usado por mujeres cuyas creencias religiosas no les permiten el uso de otros métodos anticonceptivos.

Aléjate si: no tienes el mismo compañero sexual y estás preocupada por contagiarte con alguna enfermedad sexual; no quieres embarazarte; o si tu ciclo es muy inestable. Tampoco es una buena idea si te gusta el sexo espontáneo, o fácilmente te dejas llevar por tus hormonas. Mientras que tus niveles de estrógeno son más elevados durante la ovulación, tú siempre te sentirás más sensual en esta etapa del mes —este método significa que no podrás tener sexo cuando más lo deseas.

Potencial orgásmico: ★ ★ si tienes una relación monógama y muy en tu interior tienes ganas de un bebé; ★ si sabes que te preocupará quedar embarazada.

El diagrama y la gorra

Éstas son barreras hechas de delicado hule delgado. Tú te lo insertas dentro de la vagina, antes del sexo, de manera que cubra el cuello del útero y prevenga que los espermas naden hacia tu útero. El diafragma tiene forma de sombrero, la gorra es más pequeña, parece un dedal, y se coloca más profundamente.

Efectividad: 92-96%, si a la vez se usa con espermicida.

Es perfecto si: odias la manera en que los condones interfieren con las sensaciones del sexo, y no puedes usar la píldora por razones de salud. Te puedes colocar el diafragma horas antes de requerirlo, así que si estás comprometida para una noche excitante, te puedes colocar el dispositivo horas antes para no interrumpir el momento cuando se presente. Ni el diafragma, ni la gorra tienen efectos secundarios ya que no hay hormonas involucradas. Ambos dispositivos son favorables al medio ambiente, puesto que son fabricados de tal forma que se puedan usar una y otra vez.

Aléjate si: eres una espontánea en el sexo, o si tienes muchas noches de fiesta, alcohol y sexo. Ambos dispositivos tienen que colocarse correctamente, de otra manera no funcionarán, y necesitan colocarse antes del sexo —así que si estás en busca de una espontánea y frenética sesión de sexo, puedes hacer mal el procedimiento y no ponerte bien el dispositivo—. También evita sesiones maratónicas de sexo, recuerda que el espermicida sólo trabaja por algunas horas, o si tienes sexo más de una vez. El diafragma puede agravar la cistitis, y no es afín a gente preocupada por la imagen de su cuerpo, puesto que el peso del cuerpo aumenta un poco.

Potencial orgásmico: ★ ★ ★ si tu ciclo corre como reloj; ★ si te gusta la música, el alcohol y el sexo espontáneo; o te encanta hacerlo más de una vez en una misma noche; si seguido sufres de cistitis; o eres una experta en dietas. Por lo tanto eso nos incluiría a ¡la mayoría de nosotras!

EN CASO DE EMERGENCIA

Desde un condón roto, una píldora que se olvidó en el preciso momento, o un dispositivo mal colocado, la mayoría de las mujeres tienen una crisis en algún momento de su vida con respecto a la concepción. Si algún día crees que te has puesto en riesgo de embarazo, hay dos clases de píldoras de emergencia a la mano en cualquier farmacia.

La píldora de emergencia, también conocida como la "píldora de la mañana siguiente", contiene la hormona progesterona, que evita que tu cuerpo produzca óvulos, y que previene que el huevo de adhiera a las paredes de tu útero. Se pueden tomar hasta setenta y dos horas después, pero entre más pronto vayas al médico, o clínica de planeación familiar (donde te la recetan gratuitamente), o farmacia mejor. Las mejores posibilidades son 95% si te la tomas 24 horas después, pero el porcentaje baja a 58% después de dos días. Puede que te sientas enferma después de tomar esta píldora, y tu próxima menstruación probablemente llegue un poco más temprano o tarde de lo normal.

Dispositivo intrauterino: este dispositivo anticonceptivo es colocado en tu útero por tu ginecólogo o enfermera especializada, libera una pequeña cantidad de cobre en tu cuerpo, lo que incrementa el número de células blancas en el útero, y se deshace de los espermas antes que lleguen al óvulo. El dispositivo puede ser colocado hasta cinco días después del haber tenido la relación sexual, y está probado que previene hasta el 98% de los embarazos. Los efectos secundarios incluyen un periodo de dolor por aproximadamente dos días después de colocado.

Recuerda: mientras que hay métodos anticonceptivos para prevención de embarazos, no existe nada seguro para la prevención de enfermedades transmitidas sexualmente si tienes sexo sin protección con un hombre que no se ha hecho un examen médico general.

"El cambiar mi píldora salvó mi vida sexual"

Rebeca, de 24 años, no podía entender por qué de repente dejó de tener interés en su novio, hasta que checó su anticonceptivo.

Conocí a Nick hace tres años en una fiesta, cuando tenía veintiún años, en mi primer año en la universidad. Nosotros inmediatamente nos empezamos a llevar muy bien y decidimos vivir juntos sólo a seis meses de habernos conocido. Desde un principio tuvimos una vida sexual extremadamente activa y excitante.

Teníamos sexo de cuatro a cinco veces por semana, y los dos estábamos contentos con nuestra vida sexual. Una de las razones por lo que nuestra vida sexual era tan completa, era nuestra habilidad de platicar acerca de nuestras necesidades y deseos. Yo conocía muchos amigos que no podían platicar sobre el sexo con sus parejas, pero Nick y yo podíamos decirnos exactamente lo que nos gustaba.

He tomado píldoras anticonceptivas desde que tenía veinte años. Empecé a sufrir con problemas de la piel, y mi doctor me recomendó una marca en particular para remediarlo. La tomé sin reparo alguno y después de tres meses mi piel se mejoró considerablemente. Por supuesto, también significaba que Nick y yo, ya no teníamos por qué preocuparnos de que yo quedara embarazada.

Después de dos años juntos, nuestra vida sexual decayó un poco, pero yo sabía que eso era normal. Nosotros aún teníamos sexo regularmente y siempre éramos entusiastas. No había una rutina en nuestra vida sexual, así que ninguno de los dos se aburrió, o pensó que sólo estábamos haciendo las cosas sin interés. Ambos siempre fuimos atrevidos y nos gustaba la aventura, lo que mantuvo la flama prendida.

No obstante que el pasado otoño cumplí veintitrés años, el sexo ha pasado a segundo término. Empecé mis estudios finales en la universidad. Nick trabajaba largas horas en la oficina, así que al final del día ambos queríamos ir a la cama para tener una noche de buen sueño, no para coquetear. Después de dos años de una saludable vida sexual, repentinamente me di cuenta que ni siquiera pensaba en sexo para nada. No fue algo que sucedió de la noche a la mañana, pero cuando me percaté que Nick y yo no habíamos tenido sexo por más de dos semanas, me quedé sorprendida, y después preocupada. Por primera vez en mi vida, yo no había iniciado o mostrado ningún interés en tener sexo con mi novio.

Al principio Nick no estaba muy perturbado. Él también estaba cansado por trabajar largas horas. Pero después me di cuenta de que estaba sintiéndome un poco atemorizada sólo de pensar en tener sexo. Yo verdaderamente tenía que hacer un gran esfuerzo, mostrando interés en tener relaciones si Nick empezaba a insinuar algo de acción. Y aunque aún disfrutaba del sexo, no me dejé ir en el placer completamente. No me era posible prender el fuego como lo hacía previamente. Al pasar el tiempo, me di cuenta que cada día eran más largos los periodos de acción de nuestra vida sexual.

Creo que algo que salvó nuestra relación fue que aún éramos muy amorosos y cariñosos entre nosotros, a pesar de que no estábamos teniendo sexo. Nosotros siempre nos estrechábamos las manos y éramos muy afectuosos. Sin embargo, en tiempos pasados una noche de abrazos y besos en el sofá nos hubiera llevado al sexo, y en esos días eran sólo abrazos y besos. Una o dos veces Nick se me acercó para hacer el amor, pero lo rechacé con la excusa de que estaba cansada. Por suerte él entendía, pero, por supuesto, mi rechazo le afectó. Él estaba nervioso por entablar una plática sobre nuestra situación sexual y mejor me dejó tomar la delantera. Como no me sentía muy sensual, empecé a tomar la iniciativa para la acción sexual cada vez con menos frecuencia.

En poco tiempo, yo cambié de desear y tener sexo cinco veces por semana, a tener miedo sólo de pensarlo. Inclusive, ahora creo que lo más seguido que lo hacemos es una vez al mes. Y no podía entender lo que estaba sucediendo.

Después de aproximadamente tres meses, Nick tocó el punto de nuestra vida sexual. Él no me estaba acusando, ni culpándome, pero mencionó el hecho de que yo mostraba poco interés en tener sexo. Platicamos si nuestra relación había llegado al final, lo que me daba miedo y me hacía sentir terriblemente mal, pero sabíamos que nos amábamos y queríamos continuar juntos. Yo estaba temerosa de que ya no existiera la chispa entre nosotros, pero Nick me dio tranquilidad asegurándome que si aún había amor del uno al otro, era por la fuerza de nuestra relación. Aunque él creyó que el estrés era el responsable, yo sentía que había algo más que ocasionaba la pérdida de mi libido, así que empecé a buscar información en Internet.

Un artículo que encontré mencionaba que casi todas las píldoras anticonceptivas advierten, dentro de sus efectos secundarios, la pérdida del apetito sexual. Era exactamente lo que me estaba sucediendo a mí. Repentinamente me sentí aliviada —sabía que ésa era la causa de mi disminución de libido.

Fui a ver a mi médico particular, pero resultó bastante inútil. Él me explicó que la pérdida del deseo sexual era verdaderamente un síntoma secundario de la píldora, pero que no había mucho que yo pudiera hacer al respecto. Él me recomendó que cambiara mi método anticonceptivo a uno con base de estrógenos, ya que los bajos niveles de estrógenos están ligados a la pérdida del deseo sexual. Acepté su sugerencia, pero como la nueva píldora tardaría en surtir efecto aproximadamente tres meses, probé otras formas de elevar mi libido. Compré algunos parches en Internet, que supuestamente elevan tu deseo sexual emitiendo un aroma sensual.

Poco a poco mi deseo sexual regresó. Yo estaba sorprendida, y Nick, deleitado, por mi renovado deseo por tener sexo. Ahora, después de varios meses, nuestra vida sexual ha regresado a la normalidad. Me siento mejor sobre nosotros como pareja, y también en lo personal —es como si me hubieran quitado un gran peso de encima.

Sé que la ausencia de sexo puede ser un punto difícil de tratar con tu pareja, así que me siento extremadamente suertuda de que Nick y yo fuéramos capaces de superar este problema.

Yo creo que un gran número de mujeres se guardan estos sentimientos para ellas mismas cuando se trata de sexo. Si no puedes hablar con tu compañero, entonces te sugiero que hables con tus amigas y les pides un consejo. Es probable que ellas sientan lo mismo que tú en algún punto. Así que definitivamente usa otro tipo de píldora, y puede que eso haga la gran diferencia.

En cuanto a Nick y yo, nosotros pretendemos pasar el resto de nuestras vidas juntos, y sé que en el futuro, cualquier conflicto que enfrentemos será fácil de resolver porque hemos pasado y solucionado uno de los problemas más difíciles para cualquier pareja.

Y AHORA USTEDES...

Pedí a cinco mujeres que nos confesaran cómo es que sus anticonceptivos afectan sus vidas:

Soy alérgica al condón de hule, me da una fuerte comezón y se desarrolla una erupción cutánea en mis genitales, siempre que hacen contacto. Pero como no estoy en una relacionen en este momento, me gusta la seguridad que me dan, así que uso condones de poliuretano en su lugar, con los que no tengo ningún problema. Son un poco más caros, pero supongo que no puedes poner precio en las delicias del sexo.

Nina, 26

Estuve tomando la píldora anticonceptiva por seis años, pero estaba empezando a afectar mi deseo sexual, así que cambié al dispositivo intrauterino o DIU. Es brillante, después de un par de meses, tengo mi libido de regreso, y como yo absolutamente no quiero tener niños por el momento, me queda perfecto.

Jayne, 25

A mí nunca me ha gustado la idea de darle hormonas a mi cuerpo, así que uso un diafragma. Sé que suena un poco anticuado, pero ponerlo en su lugar antes del sexo sólo toma un segundo. Me sirve perfectamente porque es completamente natural, y a mi esposo le gusta porque él no tiene que usar condones. ¡Así que todos ganamos!

Emma, 31

Mi mejor amiga quedó embarazada mientras tomaba la píldora, y aunque ella diga que le sucedió porque no era muy cumplida tomándo, me he vuelto un poco paranoica. Así que yo uso ambos métodos, la píldora y el condón. Sé que suena un poco exagerado, pero me hace feliz, lo que quiere decir que me puedo "dejar ir" en la cama sin tener que preocuparme de las consecuencias.

Becca, 22

Usé el implante anticonceptivo hace algunos meses. Cuando mi pareja y yo decidimos tratar de concebir un bebé, me embaracé algunas semanas después de habérmelo removido —no podía creer que fuera tan sencillo—. Una vez que di a luz, pedí que me colocaran otro; es excelente, puesto que puedes ser tan espontánea como lo desees en el sexo, y sin tener que preocuparte de recordar tomar la píldora o de tener que utilizar un condón.

Aimee, 29

Capítulo 13
Profesionales del orgasmo

Mi mejor orgasmo...
Yo siempre creí que era necesario estar en un fabuloso ambiente para tener un sexo sensacional. Solía pasar mucho tiempo prendiendo velas y comprando aceites caros para masaje. Así, que fue una sorpresa cuando mi novio y yo nos empezamos a divertir en una cama individual, rodeados de fotos de Plaza Sésamo con Abelardo y sus amigos. Estábamos en la recámara del hijo de cuatro años de edad de una amiga, quien pasaba con sus abuelos ese fin de semana. Esto sólo nos demuestra que el sexo milagroso y excitante puede suceder en los lugares más inesperados.

Kate, 24

PRÁCTICA PARA PERFECCIONAR

Ahora que ya leíste este libro, ¿Qué es lo que sigue? Lo más importante que tenemos que entender es que mientras que los orgasmos son fantásticos, como todo en la vida, siempre se pueden mejorar. Y la práctica es como disfrutar la mitad de la diversión. Siempre encontrarás cosas nuevas que puedes probar, nuevas posiciones para la penetración, y nuevas formas de encender la flama del sexo. Se trata de prueba y error, y de estar dispuesta a experimentar —tener una mente abierta es uno de los factores para llegar al gran orgasmo–. Recuerda que cada mujer es diferente, y que tus orgasmos son único y personales para ti, no hay errores, ni aciertos. Si una técnica en particular, o algún consejo no prende los fuegos artificiales de la excitación, por lo menos te divertiste tratando. Pon las cosas en juego y siempre sé positiva; los más extensos, deliciosos y exóticos orgasmos serán tuyos a su tiempo... ¡te lo prometo!

Orgasmo vs ficción

Es difícil tener la mente abierta, de cualquier forma puede ser que aún tengas algunas preguntas. Erecciones clitoriales, eyaculación femenina, orgasmos de una hora –tantas cosas relacionadas a los orgasmos y que siguen envueltas en el misterio, al punto de hacer difícil la separación de la realidad con la ficción, y de que sea más sencillo confundirse–. Así que para que todo quede bien claro, de una vez por todas, aquí está la verdad sobre los mitos del orgasmo:

Los orgasmos son buenos para ti

Verdad: Los orgasmos son justo lo que el doctor te recetó –mejoran tu humor, ayudan a tu sistema inmunitario, reducen el riesgo de problemas del corazón y desaparecen el estrés–. También te ayudan a dormir profundamente. Así que, ¿qué esperas? Recétate uno tu misma ¡Hoy mismo!

¿Qué tan largos pueden llegar a ser los orgasmos?

Ficción. La mayoría de los expertos están de acuerdo en que no es posible tener contracciones orgásmicas que duren una hora. De cualquier forma, algunas mujeres encuentran que es posible tener varios orgasmos seguidos, fenómeno conocido como orgasmo múltiple. ¿Cuál es el secreto? Estimulación continua después del primer orgasmo, y tu cuerpo regresará al momento justo antes del orgasmo, en lugar de regresar al principio. Los usuarios del sexo tántrico creen que es posible tener orgasmos extra largos, limpiando su mente, y observando los ojos de su pareja, y bajando y controlando la respiración. Para sugerencias en técnicas de respiración, ve a la página 141.

Las mujeres pueden eyacular como el hombre

Verdad. Un interesante 40% de las mujeres ha eyaculado en algún momento de sus vidas. Expertos creían que esto sucedía por una vejiga urinaria que goteaba (¡bien!), pero ahora se cree que el líquido eyaculado es similar al líquido de la próstata del hombre, uno de los principales ingredientes de la eyaculación masculina. No hay nada de qué preocuparse, sólo quiere decir que tuviste un excelente orgasmo.

Es dañino tener una erección y no tener un orgasmo

Ficción. Puede que te sientas frustrada si tu pareja sale corriendo al baño en el momento crucial, pero no te hará daño. Algunas mujeres se sienten tensas si no llegan al orgasmo, pero ese sentimiento desaparecerá. Los hombres tampoco son afectados si no llegan al orgasmo, no importa lo que te diga sobre el dolor que supuestamente tiene en sus testículos. ¡No es cierto!

Parejas bien balanceadas siempre terminan al mismo tiempo

Ficción. Mientras que todas las escenas de Hollywood terminan con un orgasmo simultáneo, sólo algunas parejas logran esto.

Así que si nunca has podido terminar al mismo tiempo que tu pareja, no te preocupes. Muchas de ellas dicen preferir observar a su pareja en el momento del clímax –algo que no pueden hacer propiamente si están teniendo el orgasmo al mismo tiempo.

Es posible tener un orgasmo y no sentir nada

Verdad. Malas noticias: un muy pequeño número de mujeres pasan por todas las fases, hasta por las contracciones, pero no tienen ninguna de las sensaciones del clímax. Hay una razón psicológica o mental, y el problema puede ser solucionado visitando al ginecólogo, y a un psicólogo especializado en casos sexuales. Pídele a tu doctor que te refiera a alguna clínica especializada.

Si no puedes tener un orgasmo hay algo malo contigo

Ficción: Casi todas las mujeres –específicamente el 99%– pueden llegar al orgasmo. Sólo que no se han dado cuenta. Usando las sugerencias y consejos de este libro, y teniendo una práctica constante, ya sea con masturbación, o con una pareja paciente, que esté dispuesta a experimentar, tendrás la mejor apuesta para "pegarle al gordo".

Es posible llegar a un orgasmo sin que exista contacto

Verdad. Muchos expertos dicen que el cerebro es el más grande órgano sexual, y la estimulación mental es todo lo que algunas personas necesitamos para llegar al clímax. Algunas mujeres con suerte pueden llegar al orgasmo sólo con pensar cosas sensuales, hasta en el trabajo. De cualquier forma no es una buena idea hacerlo en el escritorio de la oficina.

Un estornudo es la quinta parte de un orgasmo

Ficción. Un estornudo es un proceso muy complicado, pero los doctores nunca han encontrado algo que lo relacione con el clímax, ¡qué pena!

Demasiados orgasmos son malos para ti

Ficción. ¡Bravo!

CONSEJOS DE LOS MEJORES ORGASMOS

Así que, ahora únicamente necesitas seguir las sugerencias que te damos en las páginas de este libro y trabajar en ellas, dándote la nueva vida sexual orgásmica que siempre has deseado. ¿Necesitas más inspiración? Aquí te presento los diez mejores consejos para intensificar tus experiencias orgásmicas, sólo para comenzar…

1. Haz algo diferente

La variedad es la sal de la vida, en lo que a orgasmos se refiere; si tú generalmente tensas o jalas tus músculos cuando llegas al orgasmo, ahora prueba empujarlos hacia fuera, en lugar de dejar que todo suceda sin tu ayuda. O, si tú normalmente incrementas tu respiración durante el coito, ahora trata de respirar lenta y acompasadamente.

2. Prepara el reloj despertador para empezar más temprano

Muy bien, puede que estés aún medio dormida, pero aparentemente el mejor tiempo para el sexo es por la mañana. Los niveles de tus hormonas y su testosterona llegan a su nivel más elevado como a las 9 a. m., así que hazte la enfermita y jala las cobijas hasta cubrir las cabezas de ambos, y déjalo que te deleite en todos esos excitantes lugares...

3. Haz contacto visual

Es grandioso y tentador cuando estás por cerrar los ojos justo antes de llegar al clímax (especialmente si estás fantaseando con George Clooney en ese momento), pero ver los ojos de tu hombre durante el orgasmo puede hacer el clímax más intenso para ambos.

4. Junta las piernas

Algunas mujeres han encontrado que si mantienen las piernas cerradas durante el sexo tienen orgasmos más intensos, lo que significa que el clítoris goza de una excelente atención durante la penetración. ¿Por qué no probarlo?

5. Date una ayudadita

Cuando estés en pleno clímax, prueba cubrirte la vagina con tu mano en forma de cuchara, descansando las puntas de tus dedos en la entrada de la vagina. Entonces súbelos un poco y suavemente presiona (donde el vello púbico se une con tu vagina). La presión y la tensión deben de ayudarte para tener orgasmos más intensos y más satisfactorios.

6. Deja de fumar

La nicotina y el alquitrán restringen la circulación de la sangre hacia tus genitales y bajan tus niveles de testosterona, afectando de manera importante tu deseo sexual. Los expertos nos comentan que sus pacientes reportan más y mejores orgasmos una vez que han dejado ese peligroso vicio.

7. Observa las cosas desde diferente ángulo

Justo cuando estés por llegar al orgasmo, muévete sobre la cama hacia un lado, de tal manera que tu cabeza quede colgando un poco fuera de la cama. La repentina carrera de sangre rumbo a tu cabeza también debe darte una muy diferente y excitante sensación en tu vagina.

8. Llega a la cima

Algunos segundos previos al clímax, haz que tu pareja detenga lo que esté haciendo por unos segundos, antes de iniciar otra vez (puedes hacer lo mismo cuando te masturbas). Haz esto varias veces. Esta técnica eleva la tensión en tus genitales, y te puede provocar golpear el techo cuando finalmente te dejas ir en un excelente e intenso clímax.

9. Siempre debes estar preparada

Antes de que te permitas algo de acción en la cama, presiona gentilmente en el área que se encuentra a cinco o seis centímetros debajo de tu abdomen por algunos minutos. Este truco te ayuda a incrementar el flujo sanguíneo en tus genitales, y da a tu orgasmo un brío extra.

10. ¡Olvídalo!

Entre más pienses en llegar al orgasmo, más difícil será lograrlo. Deja de verlo como el todo y la finalidad del sexo, y sólo disfrútalo sin preocupaciones de ahora en adelante. Ese clímax, fuera de este mundo, te llegará como un rayo cuando menos lo esperes.

"¡SOMOS BUENÍSIMOS EN LA CAMA!"

Para probar que cualquier mujer puede llegar al tope de su potencial orgásmico, pedí a cuatro confesas diosas del sexo, las cuales se califican con un diez en la cama, que nos compartieran sus secretos sexuales...

SECRETO SEXUAL: CONFIANZA EN TU CUERPO

Camilla, de 22 años, ha estado con su novio por seis meses.

> Para mí, una grata vida sexual empieza con una cosa: confianza. Sentirte bien sobre tu cuerpo, cualquiera que sea tu complexión o tu talla es más excitante que cualquier juguete sexual. Cuando cumplí dieciocho años empecé a tener sexo. Tenía los mismos problemas que la mayoría de las mujeres de mi edad. ¿Se me ven grandes las caderas?, ¿mis senos están muy chicos?, ¿huelo raro? Yo hasta dormía en pijama, ya que me sentía muy apenada de estar desnuda. Pero con el tiempo aprendí a querer y disfrutar mi cuerpo –imperfecto o no.
>
> Mi cambio drástico vino cuando mi novio rompió conmigo. Estar sola e independiente me ayudó tanto a elevar mi confianza en mí misma, que después se transfirió a mi vida sexual. Creo que el nacimiento de mi hijo también fue de gran ayuda. Yo estaba convencida de que en cuanto me volviera mamá mi vida sexual llegaría a su fin. Pero ser mamá te hace darte cuenta que la vida es muy corta como para preocuparte de las cosas que te gustan y disfrutas. Con toda honestidad, el amigo con el que sales actualmente está bastante feliz de desnudarte, y la última cosa que él notará es si tus genitales están temblando. Si a él no le gustaras, lo más seguro es que no estaría en la cama contigo en estos momentos. Aprender a vivir feliz y disfrutar de mi cuerpo ha mejorado mi vida sexual de una manera increíble.
>
> En el momento que me relajé y me olvidé de todos los problemas, el sexo mejoró más y más. En poco tiempo me empecé

a sentir lo suficientemente cómoda como para pedirle lo que deseaba en la cama. Él sólo dijo, "Yo preferiría de este modo...", finalmente me ha permitido tener el sexo de la manera que siempre anhelé.

Y ahora, no podría ser mejor. Me encanta el sexo espontáneo, y me resisto a caer en ninguna rutina. Me encanta sorprender a mi pareja con un camisón bien sensual, o tirar la toalla "accidentalmente" cuando me acabo de bañar. Sólo de verle la cara cuando le doy el tratamiento y alguna sugerencia perversa y sensual, me causa una gran excitación. Me gusta tener sexo cuando y donde el deseo me llegue. Yo siempre estoy abierta a probar cosas nuevas, lo que yo creo viene de la confianza en mí misma. También significa que el sexo nunca será aburrido.

Solía preocuparme tanto por la forma de mi cuerpo, o de si estaba complaciendo a mi hombre, que hasta se me olvidó que el punto más importante es disfrutar el sexo. Me mortificaba por situaciones penosas como soltar algún pequeño gas atrapado. Con el tiempo he aprendido a reírme de cosas como esas. El no preocuparte por cosas simples me ha ayudado a perder mis inhibiciones y a ganar confianza en mí misma. Ésa es la manera más segura de sentirte bien cuando estás desnuda.

Consejos de Camilla:

- No lo hagas en la oscuridad, él está en la cama contigo porque te encuentra sensual, así que no cubras tu cuerpo, ¡presúmelo!
- Ríete de los momentos embarazosos. A todo mundo le suceden.
- Sé espontánea. El sexo no siempre tiene que reservarse para el dormitorio; sorprendentemente cada uno en su momento puede darle a su pareja una excelente y sensual sorpresa.

Sexo secreto: diviértete

Stephanie, de 20 años, ha estado con su novio por dos años.

Lo más importante que debemos recordar del sexo es que se supone que tiene que ser divertido. Tú tienes que divertirte, de otra manera, ¿cuál es el punto? Yo nunca tomo el sexo seriamente. Es cuando se vuelve aburrido y dejas de gozarlo, no importa si tienes un orgasmo cada vez. La gente pone demasiado énfasis en tener el mejor sexo, cuando el proceso de aprendizaje es la mitad de la diversión.

La variedad son las especies que añaden sabor a la vida sexual —probando cosas nuevas se mantiene la emoción—. El buen sexo está basado en pruebas y errores, así que no te preocupes por cometer errores. Yo solía pensar qué tan tonta sonaba al hablar usando palabras "sucias y obscenas", por ejemplo. Yo estaba con el temor de decir algo horrible. Así que, la primera vez que lo traté con mi pareja, probé susurrándole pensamientos sexuales picosos en su oído. Mantuve mi voz baja, bajo mi aliento, de tal manera que si con esto apagaba su flama, no le tomáramos la menor importancia. Pero, ¡le encantó! Y estoy contenta de haberlo intentado porque descubrí una nueva manera de excitarlo. Eso me dio la confianza para probar otras cosas nuevas.

Algunas veces es sólo hacer algunos pequeños cambios. Una vez me desnudé y sólo me dejé puestos mis zapatos de tacón y fue bastante divertido. También me encantan las citas y el coqueteo, ya que ambos sabemos lo que va a suceder cuando lleguemos a casa, así que nos pasamos la cita incrementando la tensión hasta llegar al momento cumbre. Yo creo que la seducción entre parejas nunca debe de parar, ya que no debería de importar el tiempo en que has estado en esa relación.

Los juegos y caricias sexuales pueden ser más divertidos que el mismo sexo. Puedes practicar juegos picosos y excitantes por horas sin tener que llegar necesariamente al sexo de inmediato. Yo era terriblemente penosa cuando era joven, pero conocer a alguien con el que puedo realmente divertirme ha cambiado todo eso. La comunicación es una parte vital para tener una vida sexual saludable y plena. Eso es por lo que yo hablo abiertamente con mi pareja sobre el sexo, dentro y fuera de la cama. La confianza no viene del hombre con el que estás; tiene que salir de ti. Hay mucho de qué hablar sobre el uso de la imaginación. Seguido me divierto usando juguetes o comida en la recámara. Puede que te sientas rara sugiriendo algo, pero yo opino que debes de hacerlo. Puede ser que él esté tan excitado como tú, y puede que encuentres nuevas y fantásticas formas de excitarse al mismo tiempo. Sí tienes razón, va a haber muchos momentos embarazosos, pero cuando ambos se pueden reír de ellos, ambos serán ganadores.

Consejos de Stephanie:

- No te obsesiones con llegar al orgasmo. Concéntrate en disfrutar tú misma y el resto sucederá naturalmente.

- Mantén tu sentido del humor en la cama. Si puedes reír cuando todo sale mal, mantendrás la diversión en tu vida sexual.

- Usa tu imaginación. Te sorprenderá la diversión que puedes obtener utilizando cosas cotidianas como la comida. ¿Quién necesita de juguetes sexuales?

Sexo secreto: preparación

Jennifer, de 25 años, ha estado con su novio por dieciocho meses.

La gente se olvida de que el mejor y más satisfactorio sexo no sucede por sí solo, tú tienes que hacer el esfuerzo. Mi novio regularmente trabaja lejos de casa por largos periodos de tiempo, lo que nos ha requerido un gran esfuerzo y sacrificio, aunque no estamos teniendo sexo físicamente. Pero es un buen truco para que todos aprendan; entre más tiempo lleves a cabo los juegos y caricias sexuales, más explosivo será el sexo cuando finalmente lo tengas. Anticiparse es increíblemente excitante. Cuando mi novio se encuentra lejos, trabajando, nos hacemos llamadas telefónicas y nos enviamos mensajes de texto "eróticos" el uno al otro. Esto nos mantiene ocupados, pensando cuándo nos volveremos a ver. Después, cuando nos reunimos de nuevo, el sexo es especialmente bueno, satisfactorio y fuera de este mundo. Siempre que volvemos a tener sexo, se siente como si fuera la primera vez.

Me encanta sorprender a mi pareja cuando llega a casa. Así que preparo el ambiente con una sensual atmósfera, con velas y música, y preparo la tina con un baño de burbujas. Después puede que nos deleitemos con un masaje erótico. El sexo espontáneo es excelente, pero yo creo que un poco de preparación vale la pena. Entre más lo esperes, mejor puede llegar a ser.

Todo esto me ayudó a establecer una relación más fuerte y de más confianza con mi novio. Ambos somos muy abiertos y felices de hablar de lo que nos gusta en la cama. Es cierto que las llamadas telefónicas calientes y provocativas han elevado mi cuenta, pero son de lo más excitantes y sexuales de este mundo.

Usar tu imaginación y hablar de sexo con tu hombre es mejor que cualquier complicada posición o técnica que puedas intentar.

Es vital sentirse lo más sensual posible, por eso es importante que te consientas a ti misma. Esto puedes hacerlo de mil maneras, pero mi placer, libre de culpa, es la ropa interior pervertidamente sensual. Tengo más de cien sostenes y bragas, desde "bonitos", aniñados, perversos, caricaturescos, y hasta de vampiresa. No hay nada más sensual que tratar de adivinar qué tienes puesto bajo tu ropa de secretaria. Además, mi hombre siempre obtiene una grata sorpresa. Creo que deberías de hacer lo que sea que te haga sentir cómoda y confiada, ya sea con un nuevo peinado, o un nuevo estilo de maquillaje. Seguido acudo al manicurista o me consiento con un tratamiento de belleza que me hace sentir bien y me pone de humor para el sexo.

Creo en el dicho: "Cosechas lo que siembras". Y en cuanto a sexo se refiere, yo creo que entre más inviertas en él, será mucho mejor. El buen sexo no sucede por sí solo: tienes que hacer un esfuerzo. Para mí es todo sobre la calidad, en lugar de la cantidad.

Consejos de Jennifer:

- Concéntrate en los juegos y caricias sexuales. No siempre tienes que terminar en sexo; incrementar la excitación con la anticipación de un jugueteo y provocaciones sexuales, a lo largo de una semana, siempre tendrá un final explosivo.
- No dejes que el romance pierda la chispa. Encender velas, compartir la tina, y darse masajes uno al otro, todo ayuda a mantener el sexo como una experiencia sensual.
- Consiéntete hasta que te sientas lo más sensual posible, ya sea con un nuevo maquillaje, un nuevo corte de cabello, hacerte una manicura o comprarte nuevas tangas.

Sexo secreto: experimenta

Elizabeth, de 20 años, ha estado en una relación por dos años y medio.

La única manera de evitar que las cosas se amarguen en la cama, es reinventando tu vida sexual constantemente; para mí eso significa siempre probar algo nuevo. Yo nunca dejo que el sexo sea rutina. Si sientes que estás en el juego, pero no estás obteniendo lo máximo de tu vida sexual, entonces sabes que es tiempo de cambiar algunas cosas.

Con el tiempo, he aprendido que la única manera de obtener lo que realmente deseas en la cama es pidiéndolo. Cuando yo empecé a tener sexo, seguido parecía una tarea. Yo no me estaba divirtiendo, ni deleitándome con el sexo, y pensé: "Tiene que haber algo mejor que esto". Los pocos hombres con los que había estado simplemente no estaban interesados en mi placer. Pero al mismo tiempo no tenía la confianza para cambiar las cosas yo misma. Eso fue hasta que conocí a mi novio actual. Repentinamente empecé a pensar, "¿qué es lo que realmente me gusta de mi vida sexual?" Y fue cuando decidí tomar el control.

Al principio, me sentí nerviosa solicitando algo específico en la cama. Pero fui precavida y lo comenté con sutileza. Aunque le decía: "¿no sería divertido tratarlo de esta manera?", siempre existe ese incómodo sentimiento de duda, si te quedas preguntándote, "¿pensará que soy una pervertida?".

Pero no me tomó mucho tiempo medir su reacción y rápidamente me di cuenta que él estaba tan excitado como yo en lo que estábamos por experimentar. Estar en una relación de amor y confianza me ayudó a "salir del cascarón". Me dio la confianza de sugerir cosas que nunca soñé poder solicitar. Aunque sea haciendo pequeños cambios en la rutina, probando nuevas posiciones o experimentando con otras técnicas. Pequeños cambios pueden hacer una gran diferencia.

Actualmente, mi novio y yo jugamos seguido y hacemos una obra teatral en nuestro dormitorio. Viviendo nuestras fantasías sexuales tenemos como un escape de la rutina diaria, lo que me ayuda a perder mis inhibiciones. Yo pienso que si estás cómoda, debes probar todo una vez. Esto le dará una nueva dimensión a tu vida sexual. Si no te tomas las cosas muy en serio, el sexo seguirá siendo divertido.

El sexo siempre ha sido un tema de plática entre amigas, lo que creo me permitió que fuera más cómodo hablarlo con hombres. Ahora soy completamente abierta en la cama, digo lo que quiero o no en la cama y pido lo que me agrada.

Lo mejor de mi actual relación es que constantemente seguimos aprendiendo juntos del sexo. Si te sientes cómoda con tu pareja, se refleja en la cama.

Llegar a conocer cada uno de los puntos clave del otro es parte de la diversión. Y si no pruebas estas sugerencias, te vas a perder la fiesta y nunca sabrás realmente a lo que puedes llegar a disfrutar.

CONSEJOS DE ELIZABETH:

- Trata de que uno de tus objetivos sea el probar algo nuevo cada vez que tengas sexo. Aunque sea únicamente variar un poco la posición, o la hora del día en que regularmente lo haces.

- Busca la aventura. No tienes que colgarte de la lámpara, pero si siempre has tenido un deseo secreto que has querido hacer ¡adelante!

- No tengas miedo de decirle a tu pareja exactamente lo que quieres. Después de todo: "Al que no habla, Dios no lo escucha".

Capítulo 14
¿Cuál es el coeficiente intelectual del orgasmo?

Mi mejor orgasmo...
Sé que soy increíblemente suertuda porque todos mis orgasmos son asombrosos. No podría referirme a uno específicamente. Me encanta tratar cosas nuevas en la cama, siempre que veo alguna revista con consejos sexuales, la compro. Ésa es la clave que te permite llegar a disfrutar grandes orgasmos, tienes que estar dispuesta a experimentar.

Suzanne, 24

Es tiempo de probar tu conocimiento

Ya leíste el libro y estás en camino de convertirte en una profesional en este nuevo amanecer sexual, sin embargo, realmente ¿cuánto sabes acerca del gran orgasmo? Por favor contesta este examen y descubre si estás preparada para tener el mejor sexo que jamás hayas imaginado.

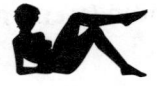

Las preguntas

1. ¿Es cierto o falso? Hay dos tipos de clímax femenino: vaginal y clitorial.
   a. Falso. Todos los orgasmos son causados de la misma manera, por la estimulación de los nervios.
   b. Falso. Existen tres tipos de orgasmos; vaginal, clitorial y anal.
   c. Cierto. Pero el orgasmo vaginal es más potente.
   d. Cierto. Pero el orgasmo clitorial es más potente.

2. ¿Crees que tomar Viagra es la mejor manera de incrementar tu potencial orgásmico?
   a. Sí, trabaja en mis genitales de la misma manera que lo hace en el pene, incrementando el flujo sanguíneo.
   b. Sí, te relaja y produce hormonas que te hacen sentir bien, lo que te ayuda a ponerte de humor para tener sexo.
   c. Sí, contiene químicos que estimulan tu cerebro y te provoca orgasmos múltiples.
   d. No, porque no está diseñado para el cuerpo femenino.

3. ¿Cuál es el promedio en el tiempo que la mujer necesita para estimularse antes de llegar al orgasmo?
   a. Un minuto y medio.
   b. Cinco minutos.
   c. Veinte minutos.
   d. Por lo menos una hora (y con algunos hombres nunca sucederá).

4. Si no puedes encontrar tu punto "G", ¿estás buscándolo con empeño y de la manera correcta?

   a. Todas las mujeres tienen un punto "G", y tendrás orgasmos increíbles si es estimulado correctamente.

   b. ¿Mi qué? No tengo ni idea de dónde lo puse. Probablemente está junto con las llaves de mi auto.

   c. No, no se ha probado que todas las mujeres lo tienen.

   d. No, en algunas mujeres el punto "G" está muy profundo, dentro de su cuerpo, como para estimularlo manualmente.

5. ¿Qué posición sexual hace más fácil el orgasmo en la mujer?

   a. Con una "cogida cómoda, larga y lenta contra la pared".

   b. Con la técnica de la alineación coital.

   c. Con la posición del "Misionero"

   d. Cualquier posición que se use bajo el agua.

6. ¿Cuántas mujeres llegan al orgasmo solas?

   a. 95%

   b. 75%

   c. 50%

   d. 25%

7. Si usas vibrador regularmente, ¿es menos probable llegar al clímax durante el sexo?

   a. Sí, porque bajaste la sensibilidad de los nervios del clítoris.

   b. Sí, porque el cuerpo aprende a responder sólo a cierto tipo de estimulación, y los dedos empezarán a sentirse muy lentos.

c. Sí, porque no será suficiente que el pene de tu novio esté dentro de ti.

d. No, no habrá diferencia en tus orgasmos en lo más mínimo.

8. Encuentras difícil llegar al clímax sin una sensual fantasía en tu cabeza. Esto quiere decir que:

   a. Tu hombre no te excita, y necesitas un escenario excitante para concentrarte.

   b. Eres normal; muchas mujeres necesitan fantasear antes de llegar al orgasmo.

   c. Eres un poco extraña y sería necesario buscar a un consejero.

   d. No estás satisfecha con tu vida sexual y te gustaría llevar a cabo tus fantasías secretamente.

9. Él te ha estado tocando el clítoris por lo que parecen horas, pero no te sientes de humor. Esto probablemente sucede por:

   a. Hay un problema de comunicación en tu relación, y los cables de tu novio están cruzados.

   b. Tu clítoris puede que no esté completamente desarrollado.

   c. Sus dedos son demasiado grandes, y tu clítoris demasiado pequeño.

   d. Está usando demasiada lubricación.

10. ¿Cuál es la mejor forma de llegar a un orgasmo múltiple?

    a. Eso no existe, es un mito.

    b. Toma las cosas con calma, detente cuando estés a punto del orgasmo, y empieza otra vez con la estimulación.

    c. Debes de tener sexo mínimo por una hora, para incrementar la excitación propiamente.

d. Ponte en ciertas posiciones sexuales, como en el estilo del "perrito".

Las respuestas

1. A

No hay pruebas científicas de que existen diferentes tipos de orgasmo. Tú llegas al clímax cuando las terminaciones nerviosas alrededor de tu clítoris y vagina son estimuladas por el tiempo suficiente, inclusive, no tienes ninguna terminación nerviosa más allá de los primeros seis centímetros de tu vagina, lo que acaba con la teoría de "más grande mejor" (lee el Capítulo 1 para saber cómo se funciona el clímax). Pero, como no hay dos centros de placer, hay diferentes intensidades en los orgasmos, dependiendo del tipo de estimulación que estés experimentando (vaginal o clitorial), tu estado emocional y qué tan cansada estás.

2. D

Los científicos están trabajando en el Viagra para mujeres, y si lo llegan a concretar, puede que ofrezca espectaculares resultados. Pero por el momento lo único a la mano no está diseñado para el uso de la mujer. Viagra trabaja específicamente en problemas físicos de disfunción eréctil, y los problemas sexuales de la mujer usualmente son causados por otros motivos, como el cansancio, estrés, falta de lubricación, o depresión. Así que olvídate de pastillas y pócimas; si quieres liberar tu libido, un vaso de champán, un masaje o un nuevo vibrador es una mejor idea. Lee el Capítulo 3 para encontrar nuevas ideas para cargar "tus baterías", sin recurrir a medicinas.

3. C

Por supuesto que las cuatro respuestas aplican, pero, en promedio, toma como veinte minutos para que la mujer esté lo suficientemente excitada y entre en calor para alcanzar el orgasmo. A menos que estés sin aliento de tanta pasión, y que con sólo un toque estés lista para el clímax, tu hombre probablemente necesitará veinte minutos de "calentamiento" antes de que estés adecuadamente excitada. Si él está apresurando las cosas, hazlo bajar la velocidad, empujándolo gentil y lentamente como respuesta, o tentándolo, tocando su pene y haciéndote para atrás (ve al Capítulo 4 por otras sugerencias).

4. C

Pese a toda la conmoción acerca del punto "G", la mayoría de los expertos están de acuerdo en que es un punto para debatir si todas las mujeres tienen uno. El punto "G" es un pequeño cuerpo cavernoso, esponjoso, con forma de frijol, ubicado en la pared frontal de tu vagina, y algunas mujeres lo pueden alcanzar con sus dedos, o vibradores con formas especiales (ve al Capítulo 5 para ver cómo empezar la búsqueda). Otras, de cualquier forma, han estado ahí por días con antorchas y equipos de búsqueda, y han regresado con las manos vacías, dedos adormecidos y genitales adoloridos. Así que si no puedes encontrar el tuyo, no te espantes, no necesariamente lo estás haciendo mal. Inclusive, tú y tu pareja van a tener más tiempo de enfocarse en tu clítoris, lo cual, si lo piensas, no es nada malo, para nada.

5. B

Si estás determinada a tener orgasmos únicamente a través de la penetración, una de tus mejores opciones es el Gato (Técnica de Alineación Coital), en la que tu clítoris es estimulado con la pelvis conforme él se mueve dentro y fuera de ti (ve a la página 91 para ver cómo hacer esta posición). Él se acuesta sobre de ti, en el punto que a tu clítoris lo esté tocando su hueso pélvico. Luego, en lugar de hacer movimiento de entrada y salida, haces un movimiento en círculo —con esto estimulas las paredes de la vagina y a tu clítoris—. De esta forma, si tu pareja mantiene la erección el tiempo necesario, eventualmente llegarás al orgasmo mientras está dentro de ti. Y si no, al menos habrás tenido bastante diversión intentándolo.

6. D

Asombrosamente, sólo un cuarto de las mujeres tienen la suerte de llegar al orgasmo con penetración sin estimulación del clítoris. Su suerte probablemente se debe a que su clítoris está más cerca de la vagina, así que es más fácil para ellas excitarse con el movimiento de la pelvis de su pareja. Para el resto de nosotras, no tiene importancia el tiempo que se pase en la penetración, porque sin el toque y la estimulación en forma directa, podrás disfrutarlo, pero el orgasmo será casi imposible. Si quieres tomarle más gusto al clímax con penetración, prueba una de las diez mejores posiciones orgásmicas del Capítulo 6, o experimenta con un pequeño vibrador-bala, colocándolo sobre tu clítoris durante el sexo (ve al Capítulo 7 para obtener mayorinspiración).

7. D

Tienes que usar tu vibrador todo el día, un día sí, un día no, para verdaderamente hacer la diferencia. Tu clítoris es un cuerpo resistente, y usar el vibrador o masturbarte no matará ningún nervio, no hará que el pene de tu novio parezca más pequeño, ni provocará que tu clítoris responda a un solo tipo de estimulación. Te darás cuenta que ahora puedes llegar al orgasmo mucho más rápido con el vibrador (ve al Capítulo 7 para ver cómo encontrar lo que te gusta), porque aun así, aunque la lengua de tu novio haya estado tratando por horas, algunas veces el camino puede ser tan divertido como el llegar al destino, hablando figuradamente. Y si genuinamente prefieres a tu "amigo flexible", en lugar de a tu hombre, puede ser señal de que él necesita un empujón en la dirección correcta cuando se trata de saber la manera en que a ti te gusta que se te toque —en otras palabras, dile lo que te gusta en la cama.

8. B

Las fantasías son increíblemente comunes, puesto que nuestro cerebro y cuerpo trabajan mejor juntos en el sexo; sólo échale un vistazo a lo que algunas mujeres nos comentan en el Capítulo 8. De cualquier forma, esto no necesariamente quiere decir que queremos llevarlas a cabo en la vida real. Por ejemplo, aunque estás soñando despierta haciendo el amor con Brad Pitt, en la última fila del cine, durante la función de medianoche, es perfectamente claro que si lo intentaras en la realidad, la única acción física que tú tendrías sería una pelea con sus guardias de seguridad. Así que si alguien (tu novio) asume que tú quieres que tu fantasía pase realmente, explícale esto y ponlo en su lugar.

9. A

Es extremadamente raro tener problemas físicos con tu clítoris, y mientras que usar poca lubricación puede crear algún problema, usar demasiada no lo hará; para muchas mujeres, la sexualidad está ligada con emociones, así que si estás teniendo problemas en tu relación, o muchas cosas están pasando en tu mente, tienes pocas probabilidades de poder relajarte lo suficiente para llegar al clímax. En general, no es el orgasmo el problema, es el hombre —y la mujer— detrás de él. Necesitas enfrentar lo que está sucediendo emocionalmente para que las cosas mejoren físicamente. Vea al Capítulo 10 y 11 por otras razones que pueden estar provocando que tu gran orgasmo se esté haciendo del rogar.

10. B

El orgasmo múltiple existe, aunque usualmente se considere que son varios orgasmos que tomaron lugar en la misma sesión sexual. La mejor manera de maximizar tu diversión orgásmica es dejarlo penetrarte, bien despacio, hasta que sientas la excitación crecer. Cuando llegues al momento justo antes del clímax, debes de detenerte y hacerte hacia atrás (frustrante, pero necesario).

Entonces, él empieza otra vez, y gradualmente vuelve a elevar la tensión, y se detiene, y así sucesivamente hasta que ya no puedas esperar ni un segundo —en ese punto, hasta el toque más suave te puede hacer llegar al glorioso clímax–. Después de esto, mientras que tu clítoris todavía está sensibilizado, dile que comience una vez más... esta vez, con su lengua. Puede que tu siguiente orgasmo llegue con más intensidad que el primero. ¡Resultó!

¿Cómo calificaste?

Anótate un punto por cada contestación correcta. Y después súmalas para ver si vas a poder encontrar el tesoro, el gran orgasmo...

1-3 UN POCO DE ANTI ORGASMO

Con razón tus orgasmos no son lo que podrían llegar a ser. El obstáculo más grande para un orgasmo es la mala comunicación en la cama, así que necesitas decirle a tu hombre lo que quieres. Si no puedes encontrar las palabras adecuadas, lo puedes guiar moviendo su mano (o boca) al lugar correcto. También deberías de investigar lo que más te place por medio de la práctica de la masturbación. Lean este libro, poniendo particular atención a los Capítulos 4, 5 y 7. Ve el lado bueno —en cuanto a tareas se refiere, podría ser peor...

4-7 CERCA PERO...

No está mal, pero podrías tratar con más ganas. Para complacer tu potencial orgásmico, prueba mínimo cinco posiciones del Capítulo 6, incluyendo el infalible "Gato" de la pregunta cinco de este cuestionario. Para ver lo que funciona mejor para ti, vuelve a leer el Capítulo 7 y también invierte en un buen vibrador —y enseña a tu pareja a usarlo en ti–. Esto le dará descanso a sus dedos, y si usas bastante lubricación, mejorará increíblemente tu diversión sexual.

7-10 ¡MUY BIEN!

Es justo decir que ya casi eres una experta, pero una de las cosas buenas de los orgasmos es que siempre hay espacio para mejorarlos. Expande tu repertorio, intentando algunas de las posiciones avanzadas del Capítulo 6; haz que en tus fantasías trabajen para ti, leyendo el Capítulo 8; o trata de maximizar tus proezas físicas, practicando los ejercicios y técnicas de respiración en el Capítulo 9. Con el conocimiento y nuevas tácticas combinadas, tienes garantizados muchísimos orgasmos explosivos. ¡Diviértete!

Y AHORA USTEDES...

Quién mejor para decir la última palabra que las mujeres que nos han revelado los momentos que definieron e inesperadamente cambiaron sus vidas –y orgasmos– para siempre...

Nosotros hicimos de un "rapidín", un "despacito".

Trabajo en un hotel, y una noche que estaba trabajando en el bar, de repente el más guapo y sensual hombre llegó. La noche fue pasando, y cuando el bar se empezó a vaciar, comenzamos a conversar. Al final de la noche me pidió que me fuera con él y en cuanto pusimos un pie dentro de su cuarto empezó a desvestirme lentamente. Empezamos a tener una excelente sesión de sexo de pie, después se detuvo, me cargó y me llevó a la cama mientras aún estaba dentro de mí. Ningún hombre me había dado tanta atención para llevarme al clímax. Esa experiencia me enseñó que el buen sexo no tiene que ser frenético, ni alocado –puede ser lento y sensual también–. Sólo el pensar en esa noche me pone una sonrisa en mi cara.

Mandy, 21

Me di cuenta que no importa el tamaño.

Mi novio mide como 30 centímetros más que yo, y pesa cinco veces más que yo. También es medio torpe, así que cuando nos conocimos, estaba preocupada acerca de sus gustos en la cama.

¿Qué tan equivocada puede estar una mujer? Él fue increíblemente considerado y se hizo cargo de mis necesidades antes que las de él. Se percató que tenía que tomar ciertas posiciones por la diferencia de tamaño. Y lo mejor, me bañó en palabras dulces y sensuales, lo que me hizo sentir como una reina. Actualmente les digo a todas mis amigas que las apariencias engañan.

Alice, 26

Hicimos un pacto de ser más comprensivos.

Cuando mi hombre y yo nos cambiamos a nuestra nueva casa y yo empecé un nuevo trabajo, nuestra vida sexual se fue de picada. Una noche yo estaba sentada, viendo mi programa *Lost*, envuelta en mi toalla, después de haberme bañado. Cuando él llegó del trabajo, inmediatamente se arrodilló frente a mí —pero fue mucho y demasiado pronto—. Le pedí que lo olvidara y se enojó bastante. Me reprochó y me hizo saber que él sólo pretendía ser espontáneo. Mientras estaba hablando me di cuenta de que había estado envuelta en mi propio estrés. Nunca me puse a pensar lo que él estaba sintiendo. Después hicimos un pacto que nos haría ver las cosas desde el punto de vista de cada uno cuando se refiere al sexo, y nuestra vida sexual ha evolucionado enormemente.

Sara, 27

Una estrella porno me inspiró para hablar perversamente.

Mi esposo y yo fuimos a Berlín el fin de semana. En nuestra primera mañana, cuando estábamos viendo la televisión, buscando entre los canales, encontramos una película pornográfica. Empezamos a verla porque la encontramos divertida, aunque la estrella protagonista sólo gritaba: "dame tu verga". Muy pronto estábamos nosotros mismos jugando y copiando a los actores —y descubrimos que nos encanta—. Estábamos asombrados de que la película nos haya excitado de tal manera, desde entonces, seguido le ponemos tantita sal al sexo con palabras sensuales y provocativas.

Claire, 25

Vencí mis inhibiciones.

Siempre he sido nerviosa y, para ser honesta, me da un poco de pena usar un vibrador. Sólo el pensar en comprar uno hace que me encoja. Eso fue hasta que un amigo me regaló uno. Una noche, un par de semanas después, mientras mi novio no se encontraba, estaba con la tentación de usar mi regalo, así que abrí la caja y probé el vibrador. Me tomó unos minutos descubrir su funcionamiento, pero cuando lo hice, ¡qué barbaridad!, el orgasmo que tuve fue fuera de este mundo. Después de eso, lo empecé a usar regularmente y empecé a experimentar con lubricantes —algo más, yo siempre asumí que era algo sucio y vulgar—. He aprendido mucho de mí con el uso del vibrador. Mientras que por el momento es algo que uso a solas, espero poder compartir mi nuevo juguete con mi próximo novio. ¿Quién sabe qué más pueda descubrir él?

Kate, 24

Reconocimientos de la autora

Le doy las gracias a:

Victoria White y a todos en *Company* por su ayuda, estímulo y sugerencias, que escribí por tantos años en *Noticias Sexuales* (*Sex News*). Emma Rally y Kate Gribble por sus experiencias. Vanessa Bell por las discusiones nocturnas acerca de cómo era la forma del vibrador "conejo". Kate Hodgkison, Catherine Pile, Lauren Crooks y Rebeca Stening por su talento en la investigación. Hill Foster y Luise Wilson por enseñarme el juego de palabras "sucio" (*scrabble* para adultos). A mis padres por su infinito apoyo; y a mi abuela por no tener pena sobre el tema de este libro. Y finalmente, gracias a Paul Wilson –por todo.

Jenny Wood

Impreso en los talleres de
Trabajos Manuales Escolares,
Oriente 142 No. 216
Col. Moctezuma 2a. Secc.
Tels. 5 784.18.11 y 5 784.11.44
México, D.F.